Ernest FEIT

Docteur en Médecine de l'Université
de Paris

Ancien Interne Lauréat de l'Hôpital
civil et de la Maternité de
Versailles.

Les Tumeurs Pileuses

DU

Tube Digestif chez l'Homme

LEUR TRAITEMENT CHIRURGICAL

AVEC DIX FIGURES DANS LE TEXTE

Imprimerie des thèses de Médecine
OLLIER-HENRY et Cie
8, Rue Casimir-Delavigne, 8
PARIS

Ernest FEIT
Docteur en Médecine de l'Université de Paris
Ancien Interne Lauréat de l'Hôpital civil et de la Maternité de Versailles.

Les Tumeurs Pileuses

DU

Tube Digestif chez l'Homme

LEUR TRAITEMENT CHIRURGICAL

AVEC DIX FIGURES DANS LE TEXTE

Imprimerie des thèses de Médecine
OLLIER-HENRY et Cie
8, Rue Casimir-Delavigne, 8
PARIS

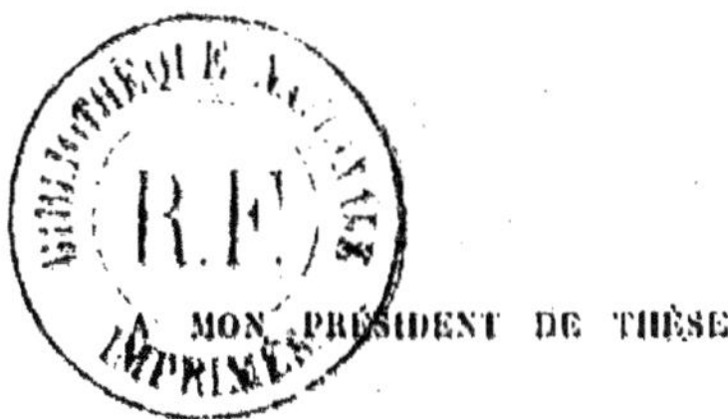

A MON PRÉSIDENT DE THÈSE

M. LE PROFESSEUR BERGER

Professeur à la Faculté de Médecine
Membre de l'Académie de Médecine
Chirurgien des hôpitaux
Officier de la Légion d'honneur

A MON PÈRE ET A MA MÈRE

Hommage de profonde reconnaissance

A MES FRÈRES

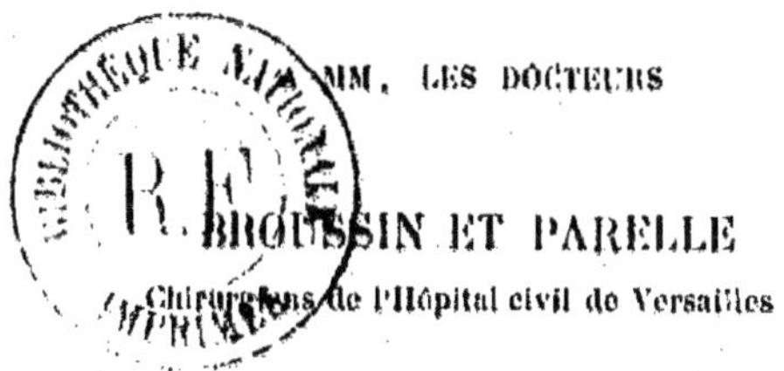

MM. LES DOCTEURS

BROUSSIN ET PARELLE

Chirurgiens de l'Hôpital civil de Versailles

DE LAURÉAL, LAURENT ET MAUGER

Médecins de l'Hôpital civil de Versailles

INTRODUCTION

La lecture d'un compte-rendu de la Société anatomique, où notre ami le Docteur CATHELIN (1), chef de clinique de la Faculté à l'hôpital Necker, faisait une communication sur un cas de gros égagropile encroûté trouvé dans la panse d'un bœuf, ainsi que d'un article de M. le Docteur MÉRIEL (2) dans la *Gazette des Hôpitaux* nous a suggéré l'idée de faire de plus amples recherches à ce sujet. A part quelques lignes relatives à la question et insérées dans l'article de M. le Professeur PEYROT sur les corps étrangers de l'estomac et de l'intestin dans le Manuel de pathologie externe, aucun traité classique ne s'occupe spécialement de ce cas pathologique, moins rare cependant qu'on pourrait le croire, car nos recherches nous ont permis de constater une trentaine de cas de grosses tumeurs pileuses dont plusieurs avaient entraîné la mort des malades.

(1) CATHELIN. *Gros égagropile encroûté.* — *Bulletin de la Société anatomique*, 1898.

(2) MÉRIEL. *Les égagropiles du tube digestif chez l'homme.* — *Gazette des Hôpitaux*, 1903, n° 13.

Deux faits frappants ressortent avant tout des observations, c'est que le diagnostic n'a jamais été fait, que tous les malades opérés ont guéri, alors que, à part de rares exceptions, tous les patients soumis à une thérapeutique médicale sont morts. Nous avons pensé qu'il serait intéressant de faire une étude d'ensemble sur la question. Nous essaierons d'établir les signes cliniques d'un diagnostic plus sûr et de démontrer la supériorité du traitement chirurgical sur le traitement médical : le seul regret que nous ayons est de ne pouvoir apporter à notre thèse une observation personnelle.

Nous avons divisé notre sujet en huit chapitres. Après avoir indiqué rapidement l'historique de la question et l'étiologie de ces tumeurs, nous consacrerons un chapitre à leur constitution intime. Nous nous étendrons davantage sur la symptomatologie qui, avec l'étude du diagnostic constituent, les deux parties les plus importantes ; nous terminerons notre travail par le pronostic et le traitement.

Avant d'aborder notre sujet, qu'il nous soit permis de remercier ici les maîtres qui ont contribué à faire notre éducation médicale. Nous avons commencé notre stage hospitalier dans le service de M. le Professeur Gilbert ; nous garderons toujours présents à la mémoire ses exposés si clairs et si précis. Pendant cinq ans nous avons été interne à l'Hôpital civil de Versailles, et nous nous faisons un devoir de remercier Messieurs les médecins et chirurgiens de cet hôpital pour les enseignements pratiques et les conseils qu'ils nous ont prodigués.

Que M. le Professeur BUDIN veuille bien recevoir ici tous nos remerciements pour le bon accueil qu'il nous a fait. Nous garderons de notre année passée à la clinique d'accouchements Tarnier le souvenir des leçons magistrales que nous y avons entendues.

Nous devons une vive reconnaissance à M. le Professeur POUCHET, qui a bien voulu guider de ses conseils le cours de nos études. Qu'il nous permette de l'en remercier publiquement.

Nous avons de grandes obligations à M. le Docteur SŒDERLINDH, oculiste de l'hôpital de Versailles, qui nous a aidé de sa connaissance de la langue suédoise et nous a permis ainsi d'augmenter les renseignements que nous avons pu recueillir au cours de nos recherches.

Notre ami, M. le Docteur PETIT-LARDIER a mis à notre disposition son talent d'artiste pour la plupart des gravures insérées dans le texte. Nous lui en sommes tout particulièrement reconnaissant.

Que M. le Professeur BERGER daigne agréer nos vifs sentiments de gratitude pour l'honneur qu'il nous fait d'accepter la présidence de notre thèse.

OBSERVATIONS

OBSERVATION 1

Mémoire sur des cheveux trouvés dans l'estomac et dans les intestins grêles : Monsieur BAUDAMANT, *chirurgien-major à Cayenne.*

Jean-Baptiste Payerne, natif de Verdun-sur-Meuse, avait montré, dès sa plus tendre enfance, un goût décidé pour sucer et manger des cheveux : il avait coutume d'en arracher habilement aux personnes qui l'approchaient ; ses frères et sœurs éprouvaient souvent les effets de cette manie inconcevable; ils en avertirent leurs parents. On observa alors plus attentivement cet enfant, mais outre qu'il trouvait en lui la facilité de satisfaire à cette fantaisie sans être remarqué, il profitait de la nuit pour en aller dérober à ses frères et sœurs et assouvir en cachette cet appétit déréglé ; il y était porté au point de ramasser avec avidité les cheveux qu'on jetait sur les balayures, après avoir peigné les enfants. Malgré cette habitude incroyable tant elle est révoltante, cet enfant parut jouir d'une santé assez passable jusqu'à l'âge de dix ans ; mais soit qu'à cet âge il se livrât avec moins de réserve à son goût, soit que les cheveux qu'il avait successivement avalés, s'étant accumulés dans les intestins, eussent troublé plus sensiblement la digestion, à cette époque il commença à se plaindre de maux violents d'estomac, et on remarqua à la région de ce viscère une tumeur assez saillante, que les médecins caractérisèrent d'obstruction naissante, et pour laquelle ils prescrivirent des boissons apéritives, les fondants et successivement les purgatifs : malgré les raisons qui, (par l'habitude insurmontable qu'avait montrée cet enfant) devaient faire soupçonner au moins que les cheveux qu'il avait avalés pouvaient avoir contribué à la formation de cette tumeur, il ne paraît pas qu'on s'en soit occupé, et les remèdes prescrits, loin de soulager le malade, lui firent perdre tout son appétit, qu'il n'a même jamais recouvré depuis. Une fièvre lente vint encore augmenter ses souffrances, et il est plus que probable qu'il continuait à suivre son goût bizarre, et à avaler des cheveux, puisqu'il n'avoua jamais cette cause de sa maladie, qu'il n'ignorait pas. Cependant, la douleur d'estomac s'aigrissait de jour en jour et devint enfin continuelle ; les coliques les plus aiguës s'y joignirent, et elles furent accompagnées d'un vomissement habituel de matières visqueuses et souvent d'un dévoiement de matières glaireuses, bilieuses, de la plus mauvaise qualité : une insomnie opiniâtre vint encore aggraver tous les maux, et, s'il survenait quelques instants de sommeil, ils étaient bien courts et suivaient immédiatement le vomissement des matières visqueuses, lequel soulageait momentanément le malade.

Nonobstant un état aussi cruel et aussi persévérant, ce jeune homme avait grandi : il avait même acquis insensiblement la taille de son âge, mais il n'en avait pas la force ; à peine pouvait-il se baisser, et le moindre mouvement lui était laborieux et augmentait considérablement ses douleurs. La boisson froide lui occasionnait les plus grandes angoisses. Celle dont il usait abondamment et qui lui procurait le plus de soulagement était le thé et l'eau chaude ; mais ce n'était que momentané, et bientôt après il vomissait ces deux boissons avec efforts ainsi que les aliments les plus légers qu'on lui permettait. C'est avec ces infirmités et ces angoisses qu'il parvint jusqu'à l'âge de 16 ans. Les trois dernières semaines de sa vie furent encore plus cruelles, et il se joignit à tous ses maux une mélancolie profonde, qu'il exprimait par des pleurs continuels, sans avouer néanmoins la cause de sa maladie et de son désespoir. Les vomissements devinrent enfin plus fréquents, quoique plus difficiles ; la matière rejetée était plus visqueuse, plus colorante et d'une odeur infecte ; enfin il tomba dans un affaiblissement insurmontable qui se termina par sa mort arrivée le 11 novembre 1778.

Ayant été consulté les derniers jours de sa vie et en ayant porté le jugement le plus sinistre, je suivis exactement les progrès de cette singulière maladie, et quand la mort eut terminé les jours et les souffrances de ce malheureux jeune homme, je demandai à ses parents la liberté de l'ouvrir, pour m'éclaircir sur la cause véritable de sa maladie qui ne me paraissait pas avoir été suffisamment caractérisée; j'y procédai de la manière suivante :

La région de l'estomac, qui avant la mort était très gonflée, me parut un peu affaissée, mais elle était encore assez saillante dans une étendue assez considérable pour juger que c'était là qu'il fallait chercher le siège de la maladie.

Après avoir incisé et écarté les téguments et les muscles du bas-ventre, je liai l'œsophage le plus près possible de l'estomac, et je pénétrai dans ce viscère en l'incisant depuis l'orifice supérieur jusqu'au pylore : j'écartai les deux portions incisées, et alors j'aperçus une masse étrangère très volumineuse, qui s'était moulée sur les deux culs-de-sac de l'estomac qu'elle occupait principalement : un appendice de la même masse se propageait jusqu'au pylore, et en ouvrant successivement le duodénum et le jéjunum, qui étaient extrêmement dilatés, je trouvai qu'elle s'y était prolongée et qu'elle y était très considérable, comme on peut le voir par la figure ci-jointe. Il émanait

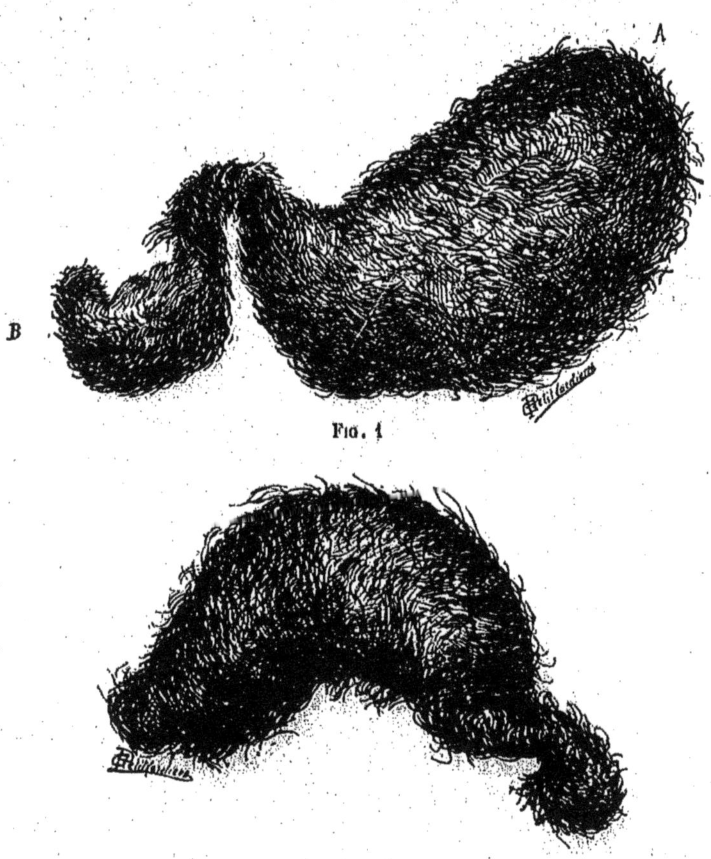

Fig. 1

Fig. 2

de ce corps étranger une liqueur visqueuse purulente qui lui servait d'enduit, et dont l'estomac était encore surchargé, une odeur infecte. Le foie et tous les autres viscères du bas-ventre étaient en assez bon état ; le côlon était seulement très gonflé d'air.

Après avoir retiré cette masse et l'avoir nettoyée j'ai pris les dimensions les plus exactes. La portion qui occupait l'estomac, dessinée dans la première figure, avait huit pouces de longueur, douze de circonférence, non compris l'appendice logé dans le pylore, qui avait quatre pouces et demi de longueur. La deuxième portion, contenue dans le duodénum et le jéjunum avait cinq pouces de longueur, non compris les deux appendices, et sept pouces de circonférence.

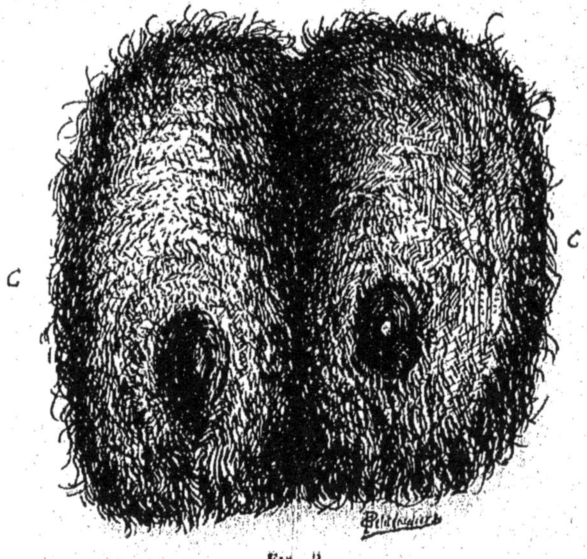

FIG. 3

Les deux masses réunies pesaient alors deux livres une once ; desséchées, elles n'ont plus pesé que 12 onces (1). La partie inférieure qui était placée dans le jéjunum était pulvérulente, et elle se détachait très aisément, ce qui peut

(1) Environ 370 grammes.

faire présumer que pendant la vie du malade il a pu s'en détacher d'autres portions qu'on ne peut estimer, ayant été entraînées sous cette forme avec les excréments.

Après que la dissécation de ces deux masses eut été parfaite, j'ai ouvert celle qui était contenue dans l'estomac, comme il paraît dans la troisième figure, et j'y ai remarqué les couches concentriques qui ont produit l'accroissement insensible de cette masse.

J'ai remarqué dans le milieu un noyau de cerise sur lequel il m'a paru que les cheveux (car on a reconnu bientôt que toute la masse n'était autre chose) se sont d'abord apposés et se sont ensuite fixés comme sur une base solide. C'est ainsi à peu près que les pierres se forment et prennent de l'accroissement dans la vessie, quand quelques parties sédimenteuses de l'urine, les plus propres à s'unir, rencontrent un noyau indissoluble qui en reçoit les premières appositions : la même cause répétée produit les couches successives et forme enfin quelquefois des pierres d'un très gros volume. Baudamant, *Journal de médecine, chirurgie, pharmacie*, Juillet 1779, t. LII, p.507.

OBSERVATION 2

Observation sur une masse de cheveux trouvée dans l'estomac d'une jeune fille par M. Mermet d'Hauteville, *médecin des Infirmeries au Grand Hôtel-Dieu de Lyon.*

Marie Otin, âgée de 17 ans, née au Bourg-Argental, département de La Loire, entre à l'Hôtel-Dieu, salle St-Paul, n° 68, le 26 septembre 1811. Douée du tempérament mucoso-sanguin, elle avait la peau blanche et fine, les cheveux blonds et un peu rouges. Elle était fort maigre. Les renseignements très imparfaits, que je pus obtenir sur son état, m'apprirent que depuis trois ans elle vomissait les aliments : qu'elle éprouvait souvent des maux d'estomac et des accès de fièvre irréguliers ; qu'elle n'avait jamais été réglée, et enfin que les médecins de son pays pensaient qu'elle avait des « obstructions ».

L'examen du bas-ventre me présenta de prime abord une tumeur volumineuse, située à la région épigastrique. Cette tumeur se dirigeait obliquement de haut en bas et de gauche à droite, en suivant le trajet de l'estomac, et se prolongeait sous le petit lobe du foie jusqu'à sa partie inférieure : elle était dure, rénitente, indolente et complètement mobile ; on pouvait la pousser à droite ou à gauche sans faire souffrir la malade. L'absence des signes qui caractérisent les engorgements aigus ou chroniques des différents viscères contenus dans la cavité abdominale, piqua ma curiosité, et pendant les 67 jours que Marie Otin est restée à l'hôpital, j'ai cherché, sans succès, à déterminer quelles étaient les causes de la formation d'une tumeur si considérable : sa nature était inexplicable, mais le pronostic n'était point douteux ; une fièvre lente avec exacerbation tous les soirs, des vomissements répétés, toutes les nuits une diarrhée légère et continue, une émaciation toujours croissante faisaient présager une fin prochaine.

L'appétit se soutint pendant près de deux mois, la jeune personne préférait le lait à tout autre aliment. Durant la dernière quinzaine elle fut triste et abattue, pleura beaucoup et manifesta le désir de retourner dans son pays ; la fièvre devint continue ; les vomissements redoublèrent, ainsi que la diarrhée ; la faiblesse et la maigreur étaient excessives. Le 2 décembre la malade expira : elle fut ouverte le lendemain.

Lorsque la paroi antérieure de l'estomac eut été incisée, on s'aperçut que cet organe était entièrement rempli par une masse dure et compacte qui s'étendait jusque dans la partie inférieure de l'œsophage et en suivant le trajet de l'estomac et du duodénum, jusqu'à la partie supérieure du jéjunum. Cette masse, entièrement moulée sur les courbures et les rétrécissements des organes qui la renfermaient, était recouverte d'un enduit gluant et grisâtre et colorée en jaune par la bile dans sa partie inférieure contenue dans le duodénum. Nous reconnûmes tout de suite qu'elle était entièrement composée de cheveux très bien feutrés dans toute l'étendue de la masse et flottant à ses deux extrémités supérieure et inférieure.

La section en long a offert pour noyau de cet étrange tissu une pelure de châtaigne autour de laquelle les cheveux se sont entrelacés. La partie supérieure est terminée par un appendice qui passait au-dessus de l'orifice cardiaque et remontait dans l'œsophage.

A l'extraction, ce paquet capillaire pesait environ 6 livres, et après 19 jours de dissécation, encore 2 livres et demie. La surface interne de l'estomac et des deux premiers intestins grêles ne présentait d'autres altérations que quelques traces légères de phlogose : tous les viscères étaient dans l'état sain, et la tête presque entièrement dépilée. (Mermet d'Hauteville — *Journal de médecine, chirurgie et pharmacie*, 1813, p. 147.

OBSERVATION 3

Corps étranger de l'estomac constitué par une énorme masse de cheveux déglutis, retiré par gastrotomie, chez une hystérique. Siraud. — *Bulletin de la Société de Chirurgie de Lyon.* — Vol. 4, p. 273, 1901.

Cas de corps étranger de l'estomac, enlevé par gastrotomie le 15 juin 1901 sur une jeune fille de 16 ans.

Cette jeune fille, très névropathe, présentait depuis 15 mois environ une tumeur abdominale, allongée verticalement depuis les fausses côtes jusqu'au niveau de la ceinture pelvienne. Dure, lisse, régulière, cette tumeur, un peu mobilisée par les mouvements respiratoires, était très mobile dans le sens transversal, et fixée imparfaitement par la contraction des muscles des parois abdominales. Elle était mate à la percussion, au moins à sa partie moyenne, car, sur les bords de la masse, la sonorité apparaissait. La matité ne se continuait ni avec celle de la rate ni avec celle du foie. L'indolence était absolue : seules, la palpation ou la mobilisation de la tumeur provoquaient quelques douleurs à l'épigastre et des nausées. Le toucher vaginal, pratiqué prudemment, montrait l'intégrité des organes pelviens.

Les signes fonctionnels déterminés par la présence de cette tumeur étaient peu marqués. Il n'existait aucun symptôme de compression. La malade a signalé quelques vomissements survenus la nuit, sans grands efforts, vomissements aqueux ou glaireux peu abondants, jamais alimentaires.

L'appétit est conservé : les fonctions intestinales régulières. La malade accuse un amaigrissement assez marqué depuis 4 mois. Elle n'a jamais eu de fièvre ni de sueurs ; les poumons, le cœur, les reins sont intacts.

Elle a consulté plusieurs médecins qui ont porté les diagnostics suivants : fibrome de la paroi abdominale, péritonite tuberculeuse enkystée, splénomégalie, kyste du pancréas.

Ce dernier diagnostic parut le plus rationnel, en raison du siège de la tumeur, de la zone de sonorité qui est au devant d'elle et de la situation de l'estomac qui paraît la recouvrir. Toutefois, l'insufflation de ce viscère n'a pu être pratiquée, la malade s'y refusant absolument.

Une laparotomie sus et sous-ombilicale est pratiquée le 15 juin : dès l'ouverture du péritoine se présente l'estomac abaissé, très vertical. Au travers de la paroi antérieure, on sent une tumeur de consistance dure qui semble située derrière l'estomac. Une boutonnière est pratiquée sur le feuillet antérieur du grand épiploon ; l'arrière-cavité des épiploons est vide. Il n'existe pas de kyste du pancréas. En réclinant l'estomac, la tumeur perçue à travers la paroi antérieure est encore sentie à travers la paroi postérieure : en déplaçant l'estomac, on déplace la tumeur. Donc celle-ci est incluse dans la cavité stomacale.

Immédiatement est pratiquée une gastrotomie antérieure, large de 6 à 7 centimètres : par l'ouverture se montre, une masse noire, ressemblant à un kyste dermoïde : elle est extraite en totalité et apparaît comme un véritable moule de la cavité stomacale, composée de poils ou de cheveux noirs, tassés et parfaitement agglomérés, imbibés de suc gastrique, d'odeur aigre caractéristique. Cette pièce est cylindrique ; son extrémité supérieure est arrondie et répond parfaitement à la grosse tubérosité de l'estomac ; son extrémité inférieure est infléchie comme le pylore : elle se rétrécit et se termine par un pinceau de poils qui étaient engagés dans le duodénum. Le bord droit est concave, comme la petite courbure, tandis que le bord gauche est convexe.

La pièce entière pèse 765 grammes, son grand axe vertical mesure 28 centimètres, son épaisseur est de 7 centimètres.

La paroi antérieure de l'estomac est suturée à 3 plans muqueux, musculeux, séreux avec du fil de soie. Les suites opératoires furent simples, la température ne dépassa jamais 38° et la guérison fut obtenue au bout de 10 jours.

L'examen de la pièce ne laissait aucun doute ; il s'agissait à coup sûr d'un corps étranger de l'estomac, d'un intérêt unique en raison de sa composition, de son volume et de la tolérance parfaite avec laquelle il avait été gardé jusqu'à ce jour.

OBSERVATION 4

Egagropiles du tube digestif chez un enfant de cinq ans.

Le jeune R... est un bel enfant de 5 ans, bien développé et très intelligent, né à terme, élevé au sein par sa mère jusqu'à l'âge de 12 mois : il n'a jamais présenté de troubles digestifs, n'a jamais eu de convulsions, et on ne relève dans ses antécédents personnels qu'une coqueluche compliquée de broncho-pneumonie à un an, et plusieurs crises d'amygdalite et de rhino-pharyngite liées à des végétations adénoïdes qu'il a fallu enlever l'année dernière. Les parents ne présentent aucune tare nerveuse. Il a deux sœurs plus âgées : l'aînée âgée de 9 ans 1/2 a eu jusqu'à l'âge de 2 ans la mauvaise habitude de sucer son pouce et de manger les brins de laine qu'elle arrachait de sa couverture de lit ; on a retrouvé à plusieurs reprises de petits paquets d'étoupe dans ses selles. D'ailleurs, les trois enfants ont toujours porté à leur bouche tout ce qu'ils rencontraient : ils avaient l'habitude de mâchonner de l'herbe, du papier, etc. ; à l'âge de 2 ans notre petit malade mangeait de la terre.

Dans le cours de sa première année, entre 5 et 8 mois l'enfant avait l'habitude de s'arracher, d'un geste machinal, les cheveux qu'il avait assez fournis ; il était arrivé, dit sa mère, à n'avoir plus qu'une mèche derrière la tête. Ennuyée de ce tic, la maman a fait porter pendant quelques mois un bonnet à son bébé, et le geste a cessé. Depuis cette époque elle n'a plus jamais rien observé à ce point de vue, bien qu'elle y fît attention, et la chevelure de l'enfant a poussé normalement. Il a aujourd'hui de jolies boucles brunes.

Il y a quelques semaines, l'enfant, dont les digestions avaient toujours été parfaites, est pris de fièvre légère, de coliques, de selles fréquentes et glaireuses. La palpation du ventre ne révèle rien d'anormal.

Après quelques jours de cet état, il expulse un premier petit cocon noirâtre semblant formé de cheveux, que la mère a jeté sans me le faire voir. Trois semaines après, elle m'apporte les petits égagropiles que je vous présente et qui furent expulsés à deux jours d'intervalle. Les selles glaireuses et diarrhéiques ont cessé presque immédiatement.

La mère, interrogée, se rappelle alors l'habitude qu'avait eu son nourrisson de s'arracher les cheveux, et il fut facile de retrouver dans ce fait la provenance des petites tumeurs pileuses expulsées. Les corps étrangers ont la consistance et l'aspect de cocons de chenilles et sont formés d'un feutrage de cheveux bruns, mordorés, longs de 3 à 5 centimètres.

Deux d'entre eux ont la forme d'un bol fécal allongé, mesurant 5 à 6 centimètres de long sur 2 centimètres de diamètre. Le 3e, du volume d'une petite noix, présente une extrémité arrondie, l'autre est effilé sous forme de mèche entortillée de 3 centimètres de long. Leur poids total à l'état sec est de 5 grammes. Une section longitudinale montre que le centre est constitué par un feutrage de cheveux fins, agglomérés par du mucus et que l'égagropile forme un tout homogène. (ZUBER... *Annales de Médecine et de Chirurgie infantiles, 1904, p. 665*).

OBSERVATION 5

(résumée).

Jeune fille de 18 ans, entrée dans le service de Monsieur Talamon, à Bichat.

Admise dans le service pour une indisposition légère. Au bout de quelques jours, on s'aperçut que la malade avait l'habitude de ronger son fichu. Malgré toutes les remontrances qu'on lui fit et les menaces d'accidents graves, la jeune X..ne put se corriger de cette habitude contractée à l'atelier et quitta le service sans être guérie de sa manie. Rien d'anormal au point de vue fonctionnel, sauf parfois des vomissements,au cours desquels elle rend une grande quantité de bouts de fils. — (TALAMON. *Médecine moderne*, mars 1901, page 82).

OBSERVATION 6

(résumée).

Il s'agit d'une jeune fille de 11 ans qui avait l'habitude de ronger le bout de ses cheveux et chez laquelle il fallut pratiquer la gastrotomie pour retirer de son estomac une énorme tumeur pileuse du poids de 500 grammes, mesurant 33 centimètres de long sur 6 centimètres de large et 5 centimètres d'épaisseur et reproduisant exactement le moule de la cavité gastrique du cardia au pylore. — (JACOBSON. *Medical News*, 1900. *Cité par* TALAMON *in Médecine Moderne*, 1901, p. 83).

OBSERVATION 7

Une tumeur pileuse rare dans l'estomac humain,
par O. BOLLINGER.

En octobre 1887, environ deux ans avant la mort survenue le 5 mars 1890, le Docteur Weiss vit pour la première fois la malade Adélaïde Kurz, née le 25 juin 1873. Son état général était bon, bien qu'elle accusât les symptômes d'une gastrite chronique. Au dire des parents, la malade eut toujours bon appétit et ne souffrit jamais auparavant d'indigestion. On remarqua toutefois que depuis longtemps, et surtout à l'école, elle se tenait très penchée en avant. En juin 1887, les parents remarquèrent différents symptômes. La malade avait perdu l'appétit et vomissait fréquemment. Elle se plaignait de douleurs abdominales et d'une sensation persistante de froid. Durant le cours de la maladie, il y eut des vomissements qui, d'abord fréquents, finirent par persister, l'estomac ne tolérant plus le moindre aliment. Des douleurs vives étaient ressenties à l'épigastre, parfois à un degré tel qu'elles devenaient intolérables. Les excréments qui, au début, étaient alternativement durs ou mous devinrent peu à peu constamment liquides. En outre, la malade souffrait d'insomnie d'une manière très prononcée. Dans la dernière année de sa vie, elle ne prenait plus que du lait, de la bière et de l'eau, le tout en petite quantité. En été 1889, les forces de la malade reprirent suffisamment pour lui permettre de

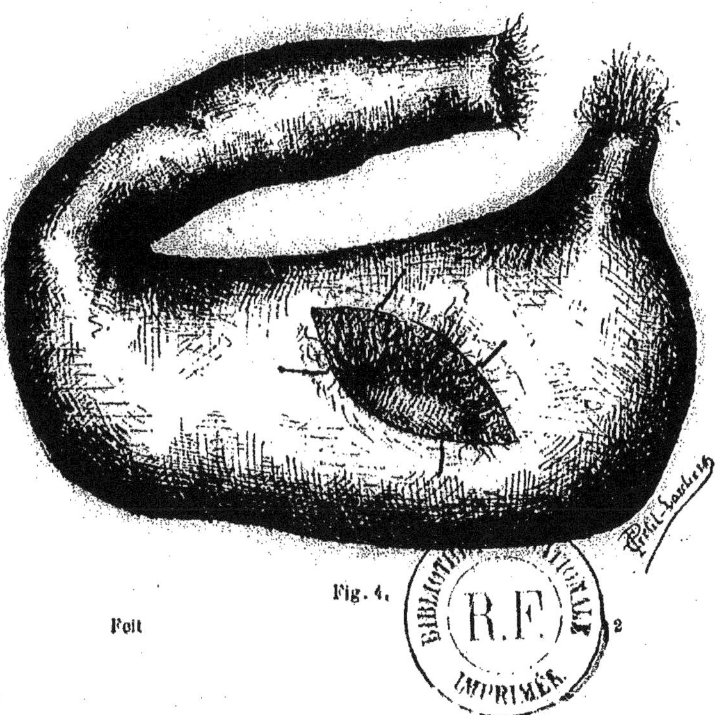

Fig. 4.

quitter la chambre et de se promener. A partir de l'automne 1889, elle resta alitée et devint de plus en plus maigre et faible. Environ trois semaines avant la mort, survint de l'œdème des extrémités inférieures, puis des extrémités supérieures et enfin de l'ascite.

L'examen de la malade, fait en 1889, révéla l'existence d'une tumeur de la région épigastrique, très dure et d'assez grande dimension. On fit le diagnostic de tumeur de l'estomac, probablement d'origine maligne. La mort survint le 5 mars 1890.

Outre les altérations dues à la mort par inanition, l'autopsie révéla l'existence d'une tumeur pileuse dure comme du bois, remplissant complètement non seulement l'estomac très dilaté, mais encore le duodénum très distendu. La mesure de l'estomac, y compris le duodénum rempli par les cheveux sont : longueur 35 centimètres, épaisseur 11 centimètres, circonférence 28 centimètres.

Le poids de l'estomac, y compris le contenu est de 1 kilogr. 100. En estimant à 200 grammes le poids de l'estomac et du duodénum, il reste encore 900 grammes pour le poids de la tumeur pileuse.

La masse entière occupant l'estomac et le duodénum se compose de cheveux bruns et blonds foncés, d'une longueur moyenne de 15 centimètres. La surface de la tumeur est recouverte d'un enduit visqueux gris foncé.

Les parois de l'estomac sont très amincies, la séreuse est pâle. Comme le montre la figure, la cavité de l'estomac et du duodénum est remplie à un tel point par cette masse de cheveux qu'il paraît à peu près impossible, même par une forte pression, de faire arriver du liquide du cardia dans le duodénum. Cependant une partie de l'alimentation liquide a dû se frayer son chemin par suintement et parvenir dans l'intestin, grâce aux mouvements péristaltiques.

Des renseignements fournis par la mère, il résulte que la malade avait eu l'habitude, dès l'âge de 5 ans, de s'arracher les cheveux et de les avaler. O. Bollinger, *Münchener medicinische Wochenschrift*, 1891.

OBSERVATION 8

H. N..., paysanne, 34 ans, entre le 25 septembre 1894 à la Clinique chirurgicale d'Helsingfors. Pas de maladie antérieure, sauf, il y a trois ans une poussée fébrile qui dura huit jours, accompagnée de vomissements et de douleurs épigastriques. Mariée depuis 11 ans ; 4 enfants dont 3 vivants, le plus jeune a 14 mois ; couches normales. La malade est bien réglée.

Depuis un an, douleurs assez fortes dans la région ombilicale, d'abord continues, puis cédant sous l'influence de gouttes ordonnées par un médecin et ne reparaissant qu'à l'occasion de mouvements violents. Il n'y a jamais eu, au cours de la maladie, ni vomissements, ni régurgitations, ni constipation, ni diarrhée. Amaigrissement léger et faiblesse dans les jambes, avec douleurs légères pendant la marche. Rien au niveau des organes génito-urinaires.

Il y a 3 mois, on remarque dans l'abdomen une tumeur arrondie et résistante, située immédiatement au-dessous de l'ombilic et mobile dans l'hypochondre droit. Dans le décubitus dorsal, la tumeur disparaît sous le bord costal droit ; elle devient, au contraire, plus apparente, lorsque la malade marche. Depuis qu'elle a été découverte, la tumeur n'a changé ni de forme ni de volume.

Etat actuel : la malade est vigoureuse, légèrement amaigrie. Rien au poumon, rien au cœur. La paroi abdominale est souple : pas de météorisme. Relâchement notable des grands droits, surtout dans la région ombilicale ; foie et rate normaux, pas d'ascite. Dans l'hypochondre droit, on voit et on sent, au niveau de l'ombilic, une tumeur de la grosseur d'un poing de petite taille, arrondie, mamelonnée et très dure. Cette tumeur disparaît derrière le bord costal, quand la malade est couchée depuis un instant, mais reparaît dès qu'elle se lève ou s'assied. La tumeur est mobile dans la partie supérieure de l'hypochondre droit, mais cette mobilité passive produit de légères douleurs irradiées vers la gauche, et, abandonnée à elle même, la tumeur replonge dans l'hypochondre droit. Lorsqu'on insuffle de l'air dans le côlon, il recouvre la partie inférieure de la tumeur, dont le reste se cache derrière le bord costal.

Après de nombreuses hésitations, on posa le diagnostic de tumeur rénale sur un rein mobile. La situation de la tumeur, sa fixation en arrière et en dedans, la facilité avec laquelle on la refoulait contre la paroi lombaire, ses rapports avec le côlon militaient en faveur de ce diagnostic.

La malade fut opérée le 5 octobre. Incision lombaire de 11 centimètres. Après incision des muscles, la tumeur apparaît entre les lèvres de la plaie, recouverte d'une mince couche de tissu. A l'incision de ce tissu, on blesse légèrement le péritoine qui est suturé immédiatement. On incise la tumeur un peu en arrière, sans ouvrir la cavité péritonéale : on tombe alors dans une cavité tapissée de muqueuse, dont la paroi est très amincie au niveau de l'incision et présente une coloration douteuse. La tumeur elle-même se présente sous forme d'une masse noire, de la grosseur du poing, d'odeur fétide, ressemblant énormément à un coprolithe : elle est accolée à la paroi très amincie de l'organe qui la contient et qui paraît en voie de perforation. On agrandit l'incision et on extrait la tumeur. L'exploration digitale de la cavité nous fait reconnaître l'estomac, ce que confirment des contractions violentes de l'organe au cours de vomissements.

Sutures : pas de suites opératoires. La malade sort guérie le 10 novembre.

La tumeur extraite est une boule d'environ 7 centimètres de diamètre : elle pèse 120 grammes. Elle est brune verdâtre à la périphérie. A la coupe elle paraît rougeâtre et se compose d'un feutrage de cheveux courts. A l'examen microscopique, elle apparaît constituée d'une quantité de petits cheveux agglutinés par une substance visqueuse. Ces cheveux paraissent des poils de vache, et, en effet, la malade nous raconte qu'elle s'est amusée à tresser des poils de vache pour en faire des chaussures ; au cours de son ouvrage, elle mouillait fréquemment ses doigts sur la langue, d'où déglutition de fragments de poils. Schulten, *in Finska Lakaresællskapets*, 1895, p. 477.

OBSERVATION 9

Christine Nilson, 26 ans, de Jæmtrland, entrée aux Séraphins le 31 mai 1887, pour une tumeur à l'épigastre.

Pas de maladies héréditaires dans sa famille. Bonne santé jusqu'à il y a deux ans. Depuis, maux de tête, affaiblissement, anorexie, régurgitations acides et vomissements non d'aliments, mais d'un mucus jaune brun. Jamais d'hématémèse. Amaigrissement prononcé depuis quelque temps.

Il y a deux ans, la malade remarqua une petite tumeur à la partie supérieure de l'épigastre. Elle était environ de la grosseur d'une pomme, douloureuse à la pression. Elle s'est depuis développée d'une façon continue, surtout dans les six derniers mois et occasionne au niveau de l'épigastre une douleur aiguë et de la sensibilité de la région. La douleur s'exaspère au moindre travail et dans les mouvements violents. La malade est devenue pâle, maigre ; le moral est calme et bon. Pas de phénomènes nerveux ou hystériques. Intelligence assez développée.

Dans le décubitus dorsal, on constate au-dessus de la partie moyenne de l'épigastre une voussure, due à la tumeur sous jacente, à peine recouverte par la paume de la main. La tumeur est située entre la ligne para-sternale droite et la ligne mamillaire gauche. Le bord supérieur, court est concave ; le bord inférieur, convexe, déborde légèrement en bas par sa partie inférieure la ligne bi-iliaque. Elle est nettement délimitable et assez mobile de droite à gauche. La consistance est ferme et élastique, la pression est douloureuse. La contraction des muscles de la paroi efface les limites de la tumeur. Elle suit d'ailleurs les mouvements inspiratoires et s'abaisse notamment à chaque inspiration. Matité au niveau de la tumeur, tympanisme tout autour. Les limites inférieures des poumons et du foie sont normales. Tympanisme de l'espace de Traube. On ne peut refouler la tumeur vers le rein.

Le 4 juin, laparotomie médiane, incision de 10 à 11 centimètres. La paroi antérieure de l'estomac, fortement dilatée, apparaît. Elle est facilement dépressible et se modèle sur la tumeur. On fait à l'épiploon une ouverture permettant l'introduction du doigt derrière l'estomac : la paroi postérieure paraît également indépendante de la tumeur ; par conséquent celle-ci est libre dans la cavité stomacale. — Incision de 6 à 8 centimètres, parallèlement à la grande courbure et à deux travers de doigt au-dessus. La tumeur consiste en un peloton serré de cheveux, emplissant en majeure partie l'estomac dilaté, et baignant dans un liquide muqueux, noirâtre, épais, d'odeur fétide et acide. A cause du volume excessif de la tumeur, j'ai recours au morcellement. Un premier coup de ciseaux libère la partie pylorique qui a la forme d'un cylindre. On morcelle ensuite la masse principale, et après plusieurs extractions partielles, on sort en entier la partie cardiaque. Les lèvres de l'incision stomacale furent tenues autant que possible en dehors de la plaie pariétale et le liquide épongé très soigneusement. La cavité péritonéale était protégée par des compresses de gaze. L'extraction finie, on régularise l'incision et on ferme par 23 points de suture sur deux plans.

La tumeur pileuse a une surface noire, gorgée de liquide, mais, à 1 centimètre de profondeur, on trouve déjà des cheveux blonds, presque secs, de même nuance que ceux de la malade. La longueur de ces cheveux est très variable : le poids de la tumeur atteint 900 grammes.

Les suites de l'opération furent normales, et la malade sortit, guérie le 23 juin, moins de 3 semaines après l'opération.

La malade n'a jamais voulu avouer qu'elle avait l'habitude de manger des cheveux ou de mettre le peigne à la bouche. Sa mère nous a appris qu'elle avait, dès l'âge de 3 ans, l'habitude de mâcher et d'avaler des cheveux. — (Berg. *Nordiskt Medicinskt Arkiv. vol. 19. année* 1887.

OBSERVATION 10

Tumeur pileuse extraite par gastrotomie de l'estomac d'une jeune fille.

Il s'agit d'une jeune fille quelque peu anémique et névrosée qui, dès l'âge de 10 ans, avait à différentes reprises souffert de troubles chlorotiques. Elle a, de plus, une scoliose lombaire. Depuis l'âge de 13 ans (elle en a 15 actuellement) la malade s'était plainte de troubles de l'estomac. De temps à autre, elle avait eu des vomissements que l'on avait attribués à sa chlorose. Il y a un an et demi, on prétend avoir constaté pour la première fois la présence d'une tumeur dans la région épigastrique. La malade fut admise dans la clinique de mon ami le Dr Naunym et là on constata, il y a environ 8 semaines, la présence d'une tumeur extraordinairement mobile située dans la partie gauche de l'abdomen. Cette tumeur était très mobile et disparaissait facilement sous le rebord costal gauche. Si l'on exerçait une pression sur les fausses côtes, la tumeur reparaissait brusquement et descendait si bas qu'on pouvait encore la sentir à trois centimètres sous l'ombilic. Les troubles de la malade se traduisaient par des douleurs assez violentes, dues à la tumeur. La douleur s'exaspérait à la palpation ; les souffrances étaient telles que la malade voulut être débarrassée de sa tumeur à n'importe quel prix. Quant au diagnostic de la maladie, le premier médecin avait diagnostiqué une tumeur de la rate. Mon collègue, le Docteur Naunym pensait être en présence d'un rein flottant. La grande mobilité de la tumeur, les vives douleurs que son déplacement provoquait, le soulagement apporté par le soulèvement de ce corps étranger, enfin aucune autre hypothèse ne pouvant être émise, firent pencher pour le diagnostic de rein flottant. Pour être fixé sur la situation de la tumeur par rapport à l'estomac, le Dr Naunym introduisit dans cet organe une sonde œsophagienne de Schreiber. De ce fait, la paroi antérieure de l'estomac ainsi que la paroi antérieure de l'abdomen affectèrent une forte convexité ; la tumeur était visiblement située derrière l'estomac ainsi gonflé ; le résultat de cet examen confirmait le diagnostic de rein flottant. La malade fut examinée sous le chloroforme, et il fut facile alors de faire descendre la tumeur si bas qu'on pouvait la redresser sur la crête iliaque. Il est aisé de comprendre qu'en sentant la tumeur dans cette position à travers la paroi abdominale, on lui trouvait quelque analogie avec la forme du rein. Mon collègue Naunym m'adressa ensuite la malade. Je l'examinai de nouveau sous le chloroforme ; j'arrivai au même diagnostic, l'hypothèse d'un rein flottant présentant le plus de vraisemblance. Un seul symptôme semblait cependant ne pas s'accorder avec ce diagnostic. En effet, au moment où la tumeur commença à se former, la malade ressentait des douleurs la nuit, au repos : elle couchait de préférence sur le côté droit. De plus, je ne m'expliquai pas les vomissements à intervalles fréquemment répétés. Parfois, elle vomissait 2 à 5 fois en 24 heures, sans que les matières vomies présentassent quelque symptôme caractéristique. Trois à quatre jours se succédaient ensuite, pendant lesquels la malade ne vomissait pas une seule fois ; de plus, il n'y avait aucun rapport entre les accès de vomissements et la nature des aliments ingérés. Du reste, la digestion était régulière, et, abstraction faite de la scoliose assez fortement prononcée, il n'existait aucune autre tare physique.

Je fis une laparotomie. A l'ouverture de la cavité abdominale, on trouva aussitôt l'estomac profondément abaissé ; il paraissait du reste en assez bon état, mais ses vaisseaux étaient fortement congestionnés. Je fis une incision de 11 à 12 centimètres dans la paroi antérieure de l'estomac : la tumeur se présenta sans aucune adhérence. Je l'enlevai, lavai la surface interne de l'estomac, qui visiblement ne présentait aucune altération. Je fermai la plaie par une suture sur 2 plans, à la soie fine, selon la méthode recommandée par mon collègue le Dr Madelung pour les sutures intestinales. Je fis 65 points de suture. Suture de la paroi abdominale. Les suites de l'opération furent normales. La malade quitte la clinique trois semaines après l'opération, pouvant absorber sans crainte n'importe quel aliment.

La tumeur se présenta comme constituée par des cheveux assez courts. La malade n'avoua que plus tard (avant l'opération elle n'avait voulu donner aucun renseignement), que 4 ans auparavant elle avait mâché ses cheveux avec frénésie pendant un an. Elle portait de longues tresses, dont elle mordillait les pointes, roulant dans sa bouche les bouts de cheveux qu'elle avalait ensuite. D'après son dire, la majorité de ses camarades de classe se livrait au même exercice, se figurant que cela devait leur éclaircir la voix. La tumeur pèse 281 grammes, est longue de 13 cm., large de 10 et épaissé de 5 à 6. Elle présente, comme on peut le voir dans la figure, presque exactement la forme de l'estomac contracté, avec la grande et la petite courbure. La malade est franchement blonde. Cependant la surface de la tumeur, jusqu'à un centimètre de profondeur, est tout à fait noire. J'attribue cette colo-

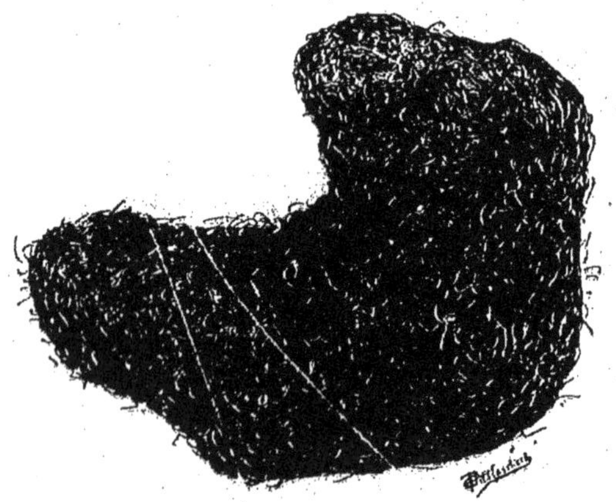

Fig. 5.

ration foncée aux préparations ferrugineuses que la malade a absorbées pendant un an et demi pour combattre l'anémie. SCHŒNBORN, *Archiv für klinische Chirurgie, herausgegeben von v. Langenbeck, vol. 29, Berlin* 1883, *pages* 609-614.

OBSERVATION 11

Une femme D.., âgée de 60 ans, me fit appeler dans les premiers jours de mai pour des troubles intestinaux graves. Elle me dit que, depuis deux ans, elle souffrait de constipation, et que ses selles, très fréquentes, étaient douloureuses. Des purgatifs énergiques n'amenèrent que des selles rares et liquides. Les troubles en étaient peu à peu arrivés au point qu'elle éprouvait d'une façon presque

veux. Depuis cette époque, ses cheveux sont restés courts.

A toujours souffert de constipation.

A l'examen de la malade, une tumeur dure, d'environ la taille d'une petite noix de coco, est facile à sentir dans l'hypochondre gauche. Franchement mobilisable : ne suit pas les mouvements de la respiration. Elle est parfaitement distincte du rein gauche et de la rate qui sont à leur place normale et de volume ordinaire. La malade fut mise

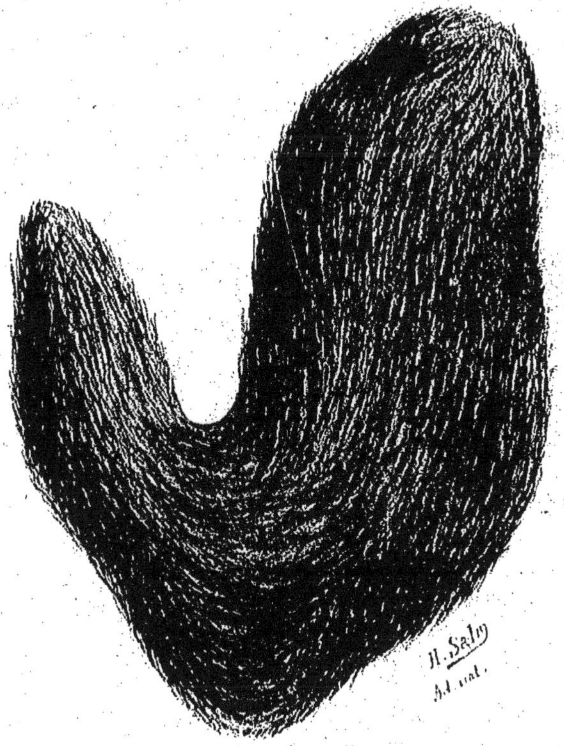

Fig. 6.

au régime complet, avec viande. Il n'y eut jamais de troubles gastriques.

Le 22 août, nous étant arrêté au diagnostic provisoire de kyste hydatique de l'épiploon, il fut décidé que O'Hara ferait la laparotomie exploratrice.

Le 23 eut lieu l'opération. Une ponction exploratrice, faite par O'Hara, ramène une petite quantité de liquide d'odeur acre.

O'Hara fit alors une incision d'environ 6 centimètres, sur la ligne médiane de la tumeur. En ouvrant le péritoine, on put voir que la tumeur occupait l'estomac et le remplissait complètement Celui-ci maintenu, une incision d'environ 5 centimètres fut faite sur la paroi antérieure, aussi près que possible du cardia.

Par cette ouverture, O'Hara enleva la tumeur qui consistait en cheveux noirs (la même couleur que ceux de la malade) et était le moule exact de l'estomac. Elle pesait 2 livres, quand elle fut enlevée Fermeture de la muqueuse au catgut, puis sutures à la soie et pansements. Alimentation progressive : suites normales. La malade quitte l'hôpital, parfaitement guérie le 20 septembre 1897.

Quoique la mère eût été questionnée à part, on ne put en tirer des renseignements utiles ni savoir si sa fille avait l'habitude de manger ses cheveux. On ne pouvait que supposer que la fille avait contracté cette habitude.

O'Hara. — *Observation manuscrite rapportée par Herman* Schlesinger *au Club Médical de Vienne, 1899. Wiener klinische Wochenschrift, 1895, n° 5.*

La figure est la reproduction de la pièce présentée à la Société anatomique par le Dr Cathelin et déposée par lui au musée Dupuytren (N° 1032 Nouveau).

OBSERVATION 13

(Résumée).

En juin de l'année courante (1896) une paysanne lithuanienne, âgée de 45 ans vint me consulter pour oppressions, douleurs entre les omoplates et anorexie. Elle souffrait de ces troubles depuis des mois, disait-elle. Depuis longtemps, elle sentait dans le ventre une grosseur de la dimension du poing : cette grosseur montait et descendait et était, selon elle, la cause de ses souffrances, surtout lorsque la tumeur passait sous le rebord costal.

Elle ajoutait que lorsque l'on réussissait à faire descendre la tumeur et à la maintenir en bas, elle se trouvait plus à son aise. A la longue, l'appétit était allé en diminuant : jamais elle n'avait eu de vomissements. Au début de l'embarras gastrique, elle avait eu de la diarrhée ; pour le moment, elle souffrait de constipation.

A l'examen de la malade, très amaigrie, on trouva en bon état le cœur, les poumons et même l'estomac, ainsi que les autres viscères abdominaux. Ce n'est que dans la partie droite de l'abdomen, à environ 3 travers de doigt du rebord des côtes, que l'on constata une tumeur plus grosse que le poing, encastrée vers la ligne médiane du corps. Cette tumeur était solide, indolore et très mobile de haut en bas à la palpation bi-manuelle. Cette tumeur se comportait comme un rein droit mobile.

A l'examen pratiqué à la clinique, cette mobilité était telle que l'on put facilement abaisser la tumeur au-dessous du plan de l'ombilic et la déplacer en tous sens. En pesant toutes les probabilités, on arriva à poser le diagnostic de rein non seulement mobile, mais flottant, au sens strict du mot.

On pensa cependant aux tumeurs stercorales qui peuvent donner parfois l'illusion de tumeurs organiques : on prescrivit des injections d'huile dans l'intestin et des lavements. Le traitement suivi pendant plusieurs jours donna les meilleurs résultats : évacuations stercorales abondantes, retour de l'appétit et cessation des troubles. La tumeur avait disparu et ne fut pas retrouvée, malgré les palpations les plus minutieuses et des parois abdominales très relâchées. On avait donc affaire à une tumeur stercorale et non à un rein flottant. En faisant exécuter quelques sauts à la malade, la tumeur reparut. En poursuivant nos recherches, nous acquîmes la conviction que la tumeur était d'une mobilité telle qu'on pouvait, par une pression exercée de bas en haut, la dissimuler sous la paroi costale et la rendre invisible pour un examinateur non prévenu.

J'acquis bientôt la conviction qu'il s'agissait là d'une tumeur se mouvant librement dans l'estomac. Je décidai la malade à se laisser opérer, opération qui fut faite le 26 juillet par M. le professeur v. Eiselsberg. On enleva une tumeur plus grosse que le poing, solide, dure, à l'état libre dans l'estomac. La guérison de la plaie suivit une marche régulière. Après trois semaines la malade put être renvoyée guérie.

La tumeur mesurait 12 centimètres de long, 6 de diamètre vertical et 5 de diamètre horizontal. Le poids qui n'a pas été déterminé pouvait être de 220 à 250 grammes. A la coupe, on la trouva constituée en majeure partie par des cellules végétales, des fibres végétales comprimées au point de ne pouvoir être débrouillées, entremêlées de masses de détritus. Cette constatation inattendue provoqua un nouvel examen plus spécial de l'historique de la maladie. La malade raconta que, chez ses compatriotes, le salsifis était considéré comme un remède populaire pour beaucoup de maux ; que sentant qu'elle allait devenir malade, elle en avait mangé abondamment, rôtis dans du beurre. Ce furent les seuls renseignements que l'on put tirer d'elle. SCHREIBER, *Mitteilungen aus den Grenzgebieten der Medizin und Chirurgie, t. I, XXI, p. 720.*

OBSERVATION 14

(résumée)

Stelzner, de Dresde, présente une tumeur pileuse, de la grosseur d'un œuf d'oie et du poids de 180 grammes, extraite de l'estomac d'une jeune fille. La tumeur a une ressemblance absolue avec celle opérée par le Docteur Schœnborn et qui figure dans les comptes rendus de la société allemande de chirurgie de l'année 1883. STELZNER, *Compte rendu personnel. Centralblatt für Chirurgie,* 1896, *n°* 31, *p.* 121.

OBSERVATION 15

Le 4 juillet 1899, une jeune fille de 12 ans, M. P..., fut amenée à l'hôpital. Elle déclara être malade depuis l'automne 1898 et souffrir à intervalles irréguliers de palpitations et de lourdeurs d'estomac, tout en ayant bon appétit, et sans être incommodée par aucun autre aliment que les mets sucrés. Immédiatement après l'absorption de pareils mets ou fruits, elle était prise de nausées, suivies de vomissements.

La malade ne se plaignait d'aucune tumeur dans le ventre. Ce ne fut qu'au moment où elle s'adressa à un médecin, à propos d'embarras gastrique, que celui-ci constata la présence d'une grosseur assez volumineuse et l'envoya à l'hôpital. Il ne fut pas possible d'obtenir de cette enfant de 12 ans des renseignements commémoratifs.

La jeune fille a la taille normale de son âge. Elle est d'un tempérament délicat, son teint est pâle, les cheveux d'un blond ardent. A l'épigastre règne une tumeur dure, placée en ligne oblique, affectant la forme d'un saucisson d'environ six centimètres de diamètre, mobile et peu douloureuse à la pression. Cette tumeur est mate à la percussion.

On fit le diagnostic de tumeur de la rate.

L'opération eut lieu le 8 juillet. A l'ouverture du ventre, on vit que la tumeur avait son siège dans l'estomac et

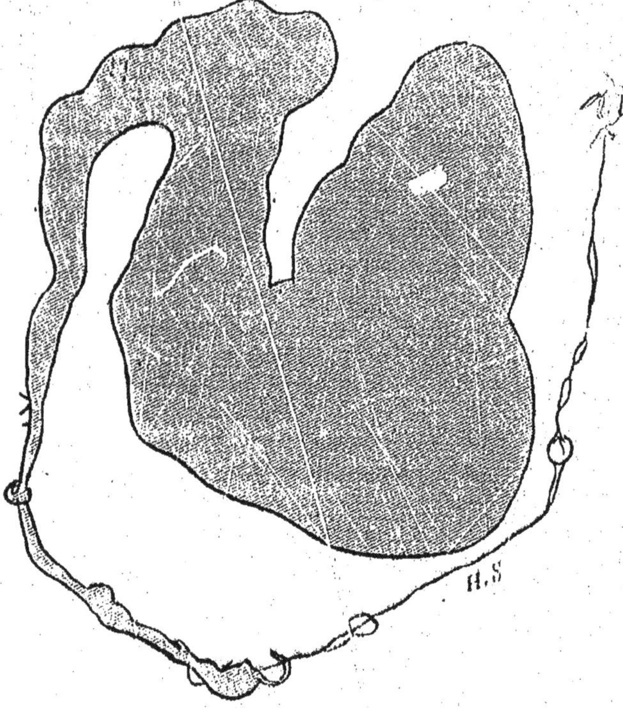

Fig. 7.

était provoquée par un corps étranger mobile, la paroi de l'estomac pouvant être soulevée facilement en n'importe quel point de la tumeur.

L'estomac se laissait facilement déplacer, à tel point qu'il put être amené en face de l'incision abdominale.

Incision de l'estomac sur une longueur de 8 centimètres. On constata alors la présence d'une masse pileuse de la plus ferme consistance. La tumeur occupe entièrement l'estomac et se prolonge dans le duodénum par un cordon graduellement aminci. Après l'extraction de la tumeur, on retira encore du duodénum environ 40 centimètres de ce cordon. L'estomac fut suturé sur les trois plans, ainsi que la paroi abdominale.

Suites normales. Légère suppuration de la plaie abdominale, vite arrêtée. Immédiatement après l'opération cessent les embarras gastriques. Suralimentation dans la deuxième semaine après l'opération. La malade sort guérie le 30 juillet.

La tumeur pileuse reproduit fidèlement les contours de l'estomac avec ses sinuosités. On peut reconnaître sur la figure le cardia, la grande et la petite courbure, le rétrécissement de l'anneau du pylore. Le cordon qui s'y rattache, retiré du duodénum, a diminué de longueur et de diamètre à la suite de la dessication.

Longueur de la tumeur : 18 centimètres à la petite courbure, 35 à la grande. Son poids, à l'état sec, est de 160 grammes.

Les renseignements complémentaires fournis par le père de la malade, après l'opération, établirent que, dès l'âge de 5 ans, l'enfant avait l'habitude de ronger ses cheveux et qu'elle fut souvent punie pour ce motif. Quant aux poils noirs, ils proviennent d'un chien avec lequel elle jouait souvent (SCHOPF). *Revue hebdomadaire de la clinique de Vienne*, 1899, n° 46.

OBSERVATION 16.

(résumée).

Dans la deuxième séance de la section de chirurgie M. Ranzi (de Vienne) présente une volumineuse tumeur pileuse de l'estomac, pesant 550 grammes qu'il a retirée par gastrotomie chez une jeune fille de vingt ans, souffrant depuis un mois de crises gastriques très douloureuses. La tumeur, uniquement formée de cheveux, représentait un moulage parfait du duodénum et de toute la portion pylorique de l'estomac. Il y a quatre ans, cette malade avait déjà eu une crise d'occlusion intestinale aiguë, causée par une tumeur analogue, qui put être heureusement évacuée à la suite de lavements administrés à haute pression. *Extrait de la Presse Médicale*, 8 octobre 1904.

OBSERVATION 17.

(résumée).

F., 56 ans, venue de l'asile d'aliénés. Avant l'ouverture du cadavre, l'épigastre et l'hypochondre gauche sont soulevés par une masse arrondie, dure et du volume des deux poings. Le ventre ouvert, on constate que cette tumeur siège dans l'estomac, qui est dilaté et divisé en plusieurs poches. Cette disposition est en rapport avec l'existence, dans la cavité du viscère, de cinq amas de poils, gros comme une petite pomme, feutrés et agglutinés par une sorte de ciment fourni, selon toute apparence, par le suc gastrique et les matières alimentaires. De plus, adhérence généralisée de tout le paquet intestinal, accolé circonvolution à circonvolution, et adhérence sur une assez grande étendue du péritoine pariétal. — Mériel. *Gazette Médico-Chirurgicale de Toulouse*, 1893 *n°* 1, *p.* 3 *et Gazette des Hopitaux*, 1903 *n°* 13, *p.* 118.

OBSERVATION 18.

(résumée).

X., jeune garçon de 16 ans se plaignait d'une tumeur dans le ventre. D'après lui la tumeur aurait débuté dans l'enfance; mais depuis trois ans elle serait devenue douloureuse, quoique cependant elle ne lui ait pas paru augmenter de volume.

La constipation est fréquente et ordinairement suivie de diarrhée. Le malade est très affaibli; à l'examen, on sent au niveau de l'abdomen, une tumeur dure, lisse, mobile et qui se déplace très facilement. Lorsque le malade est debout, on sent la tumeur dans le bas-ventre : lorsqu'il est couché, elle remonte vers les côtes.

Tous les autres organes sont sains.

La laparotomie a montré que la tumeur était logée dans l'intestin grêle; elle n'adhérait pas aux parois et on pouvait facilement la déplacer. Les parois de l'intestin étaient épaissies, de couleur violacée. L'examen du foie ne put rien faire constater d'anormal.

On incisa l'intestin suivant une longueur de 18 centimètres, et après avoir extirpé la tumeur on sutura. La tumeur avait une longueur de 9 centimètres, sa largeur était de 6 centimètres, la circonférence atteignait 22 centimètres suivant la plus grande dimension et 18 suivant la plus petite. Le poids était de 91 grammes.

Un examen attentif montra que cette tumeur était constituée par des cheveux très fins, beaucoup d'entre eux avaient encore leur bulbe pileux, quoique un peu désagrégé cependant. Tous ces cheveux étaient agglutinés ensemble par de la matière fécale durcie : le noyau de la tumeur présentait l'aspect d'une masse amorphe, terreuse. — Sibirzef, *in Vretchebnaia Gazetta. Extrait de la Médecine Moderne*, 1903, n° 52, p. 415.

OBSERVATION 19

Maggie Heniz, âgée de 16 ans, me fut envoyée par le docteur Armand. Elle déclara qu'elle sentait une tumeur dans la région de l'estomac, il y a six mois environ, avec douleurs plus ou moins violentes après les repas, vomissait fréquemment, et avait perdu beaucoup de son poids pendant ces douze derniers mois. Elle avait souvent des attaques de diarrhée suivies de constipation.

A l'examen on trouva une tumeur dans la région épigastrique, de forme ovale et mobile, de plusieurs pouces, de droite à gauche. Elle était aussi dure que de l'os à l'extrémité droite, mais douloureuse à une pression modérée.

Le toucher vaginal pratiqué avec précautions ne fit rien remarquer d'anormal : l'âge, les symptômes ordinaires excluaient l'idée d'une tumeur maligne d'une telle taille et d'un si rapide développement. L'extrême dureté du bord droit faisait rejeter le diagnostic de rein ou de rate mobiles, d'où je conclus qu'il fallait recourir à une laparotomie exploratrice pour fixer le diagnostic. La malade y consentit et fut admise à l'hôpital St-Luke le 23 novembre.

Le 25 novembre, aidé par les Docteurs Crawford, Hagebœck et Armand, je fis une incision sur la ligne médiane, entre l'appendice xiphoïde et l'ombilic, et, après avoir ouvert la cavité abdominale, nous tombâmes directement sur l'estomac. Ce viscère était entièrement rempli par la tumeur, comme on put s'en rendre compte en saisissant cet organe. Le corps étranger qu'il contenait, mesurait de 9 à 10 pouces de long, et était extrêmement dur au niveau du pylore. L'incision abdominale fut poursuivie au delà de l'ombilic pour donner plus de champ et l'estomac fut attiré au dehors.

On fit une incision à l'estomac, parallèle à la grande courbure et passant près de l'extrémité cardiaque. La tunique musculeuse fut trouvée normale ; la muqueuse blanchâtre était très épaissie. La tumeur était constituée par une masse de cheveux remplissant complètement l'estomac, et le dilatant. Il fut nécessaire d'agrandir l'incision d'une extrémité à l'autre de l'estomac et la tumeur fut extraite avec quelque difficulté. Muqueuse et séreuse furent ensuite recousues. L'opération avait duré une heure et demie.

Les suites de l'opération furent normales, et la malade, guérie, quitta l'hôpital le 20 décembre.

Interrogée, la malade nous avoua qu'elle avait l'habitude d'avaler ses cheveux depuis l'âge de trois ans et qu'elle n'avait cessé que depuis deux ans. Elle les enroulait autour d'un de ses doigts et les avalait.

La tumeur du cardia au pylore mesurait 9 pouces 1/2 de longueur et 8 1/2 de diamètre. ALLEN, *The Journal of the American Association*. 1896, *t*. XXVI, *p*. 199.

OBSERVATION 20

Harriet W..., âgée de 23 ans, mariée, mère de trois enfants vivants, âgés respectivement de 11, 9, et 4 ans. — Depuis a fait deux avortements. — Femme d'un caractère abject, se livrant à la boisson. Ses amies n'ont jamais remarqué qu'elle mâchait des cheveux ou les avalait. Ce n'était pas une maniaque. Devint enceinte il y a sept mois. Les vomissements commencèrent alors et allèrent en augmentant jusqu'à la mort.

La nourriture chaude lui était particulièrement douloureuse et était vomie ; par contre la nourriture froide était supportée.

Le 27 janvier 1871, le travail commence, et, quelques heures après, l'enfant était expulsé, les membranes l'enveloppant complètement, et en état de mort apparente. L'enfant mourut quelques heures après sa naissance. La mère eut des vomissements continus, d'une matière verdâtre. Violentes douleurs dans l'abdomen pendant les deux jours qui suivirent l'accouchement, puis mort avec tous les symptômes d'une péritonite aiguë.

L'autopsie fut faite le jour suivant. Corps émacié. Abdomen rempli de matières stercoreuses. Utérus contracté et sain. Sur le côté droit, on trouva un volumineux kyste de l'ovaire, en rapport avec le côlon ascendant. En réalité, le côlon et l'intestin grêle étaient accolés en une masse compacte, de telle sorte qu'il était difficile de séparer le kyste des intestins. Perforation du duodénum s'ouvrant dans la cavité abdominale. Le côlon et le duodénum étaient accolés. Dans l'estomac on trouva une forte masse de cheveux et de ficelles, qui franchissait le pylore pour finir dans le duodénum.

La tumeur était composée de ficelles, de fils, de coton, de bois et de cheveux de trois couleurs, correspondant aux couleurs des cheveux des trois enfants et de la mère. Cette tumeur pesait 5 onces (250 grammes). W. GULL, *Transactions of the Clinical Society of London*, 1871, p. 180.

OBSERVATION 21. — (résumée).

X..., 26 ans, mariée, a eu deux enfants en six ans. On remarque une tumeur dans l'abdomen deux mois avant la naissance du dernier enfant. La malade ne présentait aucun symptôme. Cette tumeur avait environ 8 pouces de largeur et était mobile. Elle atteignait environ trois pouces au-dessous de l'ombilic. La malade n'en éprouvait

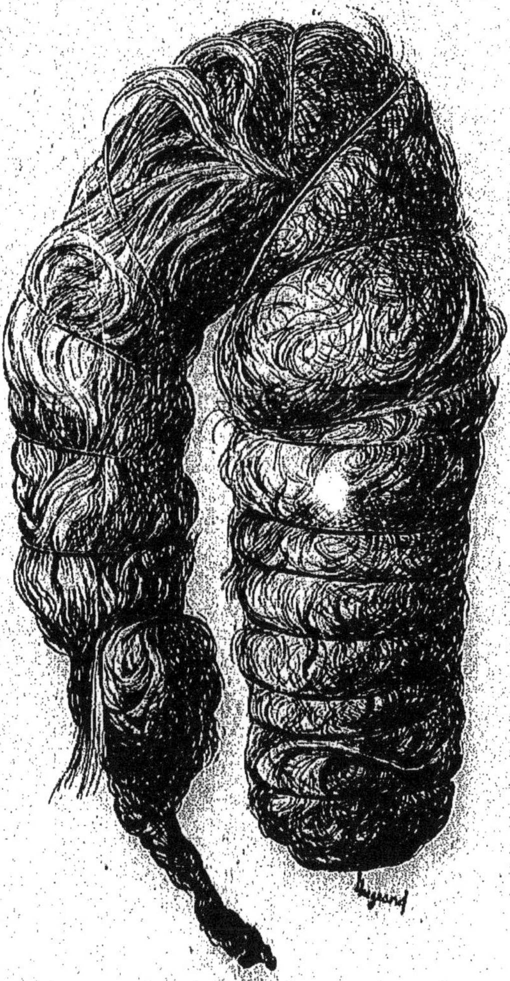

Fig. 8.

aucun malaise et ne présentait aucun symptôme spécial.

Le Dr Bruce conseilla une laparotomie exploratrice qui fut faite, le 22 juillet dernier, à l'hôpital St-Jean, à Toronto. En ouvrant l'abdomen sur la ligne médiane, la rate et les reins furent trouvés normaux, mais il y avait une masse volumineuse au voisinage de l'estomac. On pouvait soulever ce corps étranger reposant librement dans l'estomac et dont une partie franchissait le pylore. Une incision fut faite à la paroi stomacale et la tumeur enlevée, puis l'estomac fut suturé d'après le procédé ordinaire. Suites normales de l'opération. La malade quitte l'hôpital le trentième jour après l'opération, parfaitement guérie.

La tumeur était entièrement composée de cheveux de la même couleur que ceux de la malade. Elle mesurait 24 pouces de longueur et 2 pouces de diamètre.

Le Docteur Bruce ne donne aucune explication sur la façon dont les cheveux sont arrivés jusque dans l'estomac.

La malade n'avait aucun symptôme d'hystérie. — A. Bruce (*de Toronto*). *The Canada Lancet*, Novembre 1901.

OBSERVATION 22

W. A. H., âgé de 18 ans, fut admis à l'asile d'Earlswood, le 31 mai 1883. Ses parents déclarèrent qu'à l'âge de 18 mois, il fut victime d'un accident, suivi pendant trois ans de crises épileptiques. Il est resté idiot depuis cette époque. A son entrée à l'asile, on constata que le malade était grand, d'un état général mauvais, cachectique. Intelligence très faible. La salive coulait continuellement de la bouche ; le malade ne pouvait ni s'habiller ni se déshabiller seul, ni se laver. Il avait l'habitude de s'introduire les doigts dans les oreilles, de mettre ses habits en pièces et parfois de s'arracher quelques cheveux qu'il avalait.

Durant les premiers jours de son arrivée à l'asile, il fut difficile de lui faire prendre de la nourriture, mais par la suite il devint d'un appétit vorace, bien qu'il cessa parfois de manger pendant des jours entiers. Il prenait toujours sa nourriture avec les mains, refusant absolument qu'on le fît manger et ne voulant pas se servir d'une cuillère. C'était plutôt un dément qu'un idiot. Pour satisfaire aux règlements de l'asile, et d'accord avec les goûts du malade, qui mettait tout en pièces, il fut envoyé quelques heures par jour à la catégorie des employés à la décortication des noix de coco, mais il ne put jamais se livrer avec fruit à cette occupation.

Il fut souvent envoyé à l'infirmerie pour son mauvais état général. En 1883 il eut trois attaques d'épilepsie, au cours d'une desquelles il se fit une fracture du bras gauche, bien consolidée par la suite. Pas d'attaques en 1884, mais elles deviennent plus fréquentes en 1885, jusqu'à 20 par mois, en mars et en avril. Aucune souffrance dans une région bien déterminée, si tant est que cet individu pût souffrir.

Le 10 décembre 1885 le malade fut envoyé à l'infirmerie, avec œdème des jambes et mauvais état général. Les bruits du cœur sont normaux ; les urines ne sont pas examinées, le malade faisant sous lui. Le 15, l'anasarque avait disparu, le malade était revenu à son état de santé ordinaire ; on le renvoie dans son quartier. Le 20 il fut pris de vomissements, avec mauvais état général : on le renvoie à l'infirmerie. On n'arriva que très difficilement à lui faire garder de la nourriture liquide ; cela lui permit d'aller un peu mieux pendant deux jours, bien qu'il eût encore beaucoup de vomissements. Il mourut dans la soirée du 23 ; l'abdomen était distendu d'une façon exagérée par les gaz.

Autopsie. — Estomac très dilaté. En le soulevant on y sent une masse solide. Après avoir lié l'œsophage et le pylore, l'estomac fut enlevé. On l'ouvrit, après avoir laissé échapper une grande quantité de gaz d'odeur extrêmement fétide. La masse qui le remplissait, était constituée par des cheveux humains, des fibres de noix de coco et des poils de cheval. Les cheveux étaient bien rassemblés, suivant des cercles concentriques et agglutinés les uns aux autres par de la nourriture à moitié digérée et décomposée. Il y avait également quelques feuilles mortes.

La tumeur pesait 2 livres et quart (1) et n'occupait qu'un quart de l'estomac dilaté. Il n'y avait aucun signe d'irritation, d'inflammation ou d'ulcération sur la muqueuse. Les intestins ne contenaient que des gaz et des fèces liquides. — (COBBOLD, *The Journal of Mental Sciences*, 1886, *t.* XXXII, *p.* 52).

OBSERVATION 23

Un idiot de l'asile du comté de Devon, âgé de 19 ans d'un état de santé satisfaisant, d'un appétit vorace, eut soudain de violentes douleurs abdominales. Il mourut très rapidement dans le coma. A l'autopsie, on trouva dans l'estomac une grosse masse de fibres de noix de coco, enroulées presque régulièrement. Cette tumeur remplissait l'organe au point que l'on se demandait comment la nourriture pouvait traverser l'estomac et y être digérée. La muqueuse présentait une petite ulcération qui a dû perforer les tuniques, d'où la mort par péritonite. La tumeur n'était constituée que par des fibres de noix de coco. (BUCKNILL, *Ibidem*).

OBSERVATION 24

La malade C. C..., fille d'un journalier était âgée de 30 ans. A ma première visite, en avril 1869, elle se plai-

(1) *Environ 1 kilog.*

gnait de violentes douleurs d'estomac, avec vomissements et diarrhée, grand affaiblissement et suppression des règles. Elle raconta que ces symptômes duraient depuis plusieurs années et étaient dus à une tumeur de l'estomac. La malade était de grande taille, maigre, d'une grande pâleur de la peau et des muqueuses. Langue petite, rouge, avec des raies blanchâtres sur le milieu. Pas d'œdème des pieds. Urines abondantes, sans albumine.

Déshabillée et dans le décubitus dorsal, avec les genoux relevés, on sentait parfaitement une tumeur occupant la région épigastrique. Cette tumeur semblait plutôt de forme globuleuse, unie et dure, mais non douloureuse à la pression. Elle était très mobile, beaucoup plus à gauche qu'à droite, et pouvait être repoussée en haut et à gauche assez loin sous les cartilages costaux. Le bord inférieur de la tumeur s'étendait obliquement de l'hypochondre droit, à travers l'épigastre et l'ombilic, à la portion supérieure de la région lombaire gauche. Ce bord, bien qu'arrondi, pouvait nettement se sentir à la palpation, et semblait même parfois avoir une encoche en son milieu : d'autres fois on ne pouvait retrouver cette encoche.

Le bord supérieur de la tumeur n'était pas sensible à la palpation, et à la percussion on trouvait une matité identique à celle des organes voisins, foie, cœur et rate. Bien que la tumeur parût limitée par la paroi antérieure de la cavité abdominale, le passage des gaz le long de l'estomac entre cet organe et la tumeur pouvait être perçu et trouvé comme on le peut dans le côlon descendant, quand il y a augmentation de volume du rein gauche. Une pression longtemps prolongée et des mouvements imprimés à la tumeur provoquaient de la douleur et des vomissements.

Les matières vomies étaient généralement des aliments solides ou un liquide brunâtre, avec quelques filets sanguins, quand les efforts avaient été trop violents. La douleur, ressentie à l'estomac, qui s'irradiait dans le dos jusqu'entre les épaules, augmentait beaucoup après les repas, qui depuis sept ou huit ans déterminaient à la fois vomissements et douleurs. La nourriture rendue ainsi que le liquide brunâtre, n'avaient jamais fermenté. Le nombre des selles en 24 heures variait de deux à trois, à 7 ou 8. Elles étaient noirâtres, aqueuses, et presque toujours égales en quantité. La malade n'a jamais souffert de la constipation : la qualité de la nourriture n'avait aucune influence sur les vomissements ou les selles.

Jusqu'à l'âge de 12 ans, la santé de la malade avait toujours été bonne, quand elle fut atteinte d'une forte attaque de fièvre intermittente. Elle fut réglée à 15 ans.

A cette époque, elle commença à ressentir des douleurs dans la région de l'estomac, eut des vomissements et de la diarrhée, mais put cependant conserver sa place de domestique jusqu'il y a 6 ans environ. Depuis cette époque, elle a constamment suivi des traitements médicaux et il lui fut impossible de se livrer à aucun travail. M. W. Calthrop qui l'a vue à différentes reprises depuis 1856, trouva à cette époque (Janvier 1863) une tumeur nodulaire, dure. Elle déclara alors que la tumeur était beaucoup plus petite qu'aujourd'hui (1869) et pouvait être repoussée entièrement sous les cartilages costaux de l'hypochondre gauche. M. Calthrop pensait qu'elle avait un squirrhe de l'estomac. Elle continua à se faire soigner, la tumeur augmentant de volume, les autres symptômes ne s'améliorant pas, jusqu'en 1865, époque où elle vint me trouver.

Un de mes confrères, M. Brogg, se figurant que la tumeur était une accumulation de matières fécales dans le côlon transverse, avait basé son traitement sur cette idée. Bien que je n'aie pas été de cet avis, plusieurs purgatifs et lavements furent administrés à intervalles réguliers pendant trois semaines, mais sans résultat. On essaya du nitrate de fer, traitement qui fut suivi d'une légère amélioration : en juin, ses règles qu'elle n'avait pas revues depuis quatre ans, réapparurent, ainsi qu'en juillet et en août. Les vomissements continuèrent cependant ; les crises de diarrhée étaient moins pénibles. A l'automne, elle fit souvent à pied des trajets d'un mille et demi, aller et retour (1). Le 7 septembre, comme elle glanait dans un champ d'avoine, elle ressentit une violente douleur dans la région de l'abdomen et devint si faible qu'on dût la ramener chez elle en voiture. Une péritonite se déclara immédiatement. De l'opium, des compresses chaudes furent tour à tour employés. On lui fit prendre de l'eau-de-vie, du lait, des œufs, du jus de viande. Il y eut une légère amélioration, qui fut suivie d'une nouvelle recrudescence ; elle mourut le 25 octobre 1869, après de cruelles souffrances.

On obtint l'autorisation de faire une autopsie sommaire; elle fut pratiquée par M. Calthrop et moi-même le 27 octobre. Les replis péritonéaux adhéraient à l'estomac et aux intestins. Le péritoine contenait environ 10 onces (2) d'un liquide de couleur brunâtre, probablement de l'eau-de-vie. En soulevant l'estomac pour rechercher la tumeur, on s'aperçut qu'elle se trouvait dans cet organe, que l'on ouvrit du cardia au pylore. Une tumeur noirâtre recouverte de cheveux fut retirée de l'estomac et de l'œsophage. Elle offrait un moule exact de ces organes, et ressemblait à un petit cygne noir. La tumeur pesait 30 onces (3). A la coupe, on trouva qu'elle était entièrement composée de cheveux, ainsi que de quelques débris alimentaires. Elle était presque solide, bien que se laissant facilement couper au bistouri. Bien des cheveux qui la composaient avaient de 10 à 12 pouces (4) de long. Estomac hypertrophié, adhérent par sa face postérieure. Muqueuse stomacale de couleur grisâtre. A la

(1) Environ 2 kilomètres et demi.

(2) *Environ 310 grammes.*

(3) *Environ 930 gr.*

(4) *Soit 25 à 30 centimètres.*

paroi postérieure, perforation de la dimension d'un shilling avec, à quelque distance de cette perforation, deux végétations, l'une de la largeur d'un shilling, l'autre d'une demi-couronne.

Le foie et l'utérus seuls furent examinés ; on ne trouva rien de particulier. — P. Best. *The British Medical Journal*, 1869, *t*. II, *p*. 630.

OBSERVATION 28

Je fus demandé avec M. Prosser pour examiner Mme X., âgée de 31 ans. Au moment où je la vis, elle venait d'avoir une violente hématémèse. M. Prosser attira mon attention sur une volumineuse tumeur située dans l'abdomen, et qu'il attribuait à une hypertrophie de la rate, je confirmai ce diagnostic. La tumeur occupait le côté gauche de l'abdomen, descendait jusqu'au pubis. Elle présentait une concavité sur son bord interne et passait sous les fausses côtes. La région splénique entière était mate à la percussion et, autant que je puis le croire, mobile sous l'influence des mouvements respiratoires. La seule chose qui me fit hésiter sur le diagnostic d'hypertrophie de la rate, était la grande longueur de la tumeur par rapport à sa largeur. Je ne pus rien apprendre si ce n'est que cette tumeur avait augmenté de volume petit à petit durant ces 17 dernières années. La santé générale de la malade était bonne ; elle n'eut jamais d'indigestion. Elle fit une fausse couche le lendemain de ma visite et mourut rapidement.

M. Prosser fit l'autopsie et fut assez aimable pour me communiquer les pièces. La tumeur était formée par une vaste agglomération de cheveux humains, ayant la forme de l'estomac, à l'intérieur duquel elle se trouvait. Son poids avait entraîné cet organe verticalement, si bien que le pylore reposait dans le bassin La masse de cheveux était divisée en deux parties d'inégale grandeur, reliées l'une à l'autre et constituant une masse solide de cheveux. Elle pesait 4 livres 7 onces (1), avait une longueur de 12 pouces, 5 pouces de large et presque 4 pouces d'épaisseur (2).

Le Dr James Hinds fit une coupe de la tumeur et la trouva constituée entièrement par des cheveux humains mêlés à des débris alimentaires. La surface de coupe donna une réaction acide au tournesol, et avait l'odeur du suc gastrique. Comparés aux cheveux de la morte, ceux de la tumeur avaient exactement la même couleur et les mêmes caractères généraux. Aucun de ces cheveux n'avaient de racine. Quelques-uns examinés, au microscope étaient en partie désagrégés, mais le plus grand nombre avaient gardé leur apparence normale.

M. Prosser m'apprit qu'il existait une ulcération sur la grande courbure de l'estomac. Le reste de la muqueuse intestinale était en bon état.

Il ne pouvait y avoir aucun doute sur l'origine des cheveux qui constituaient cette tumeur. Ni la mère ni le mari ne purent nous renseigner : tout au plus le mari put-il nous dire que souvent, dans le cours de la conversation, sa femme avait l'habitude de s'arracher des cheveux et de les enrouler autour de ses doigts. Il n'avait jamais remarqué qu'elle les avalait. Elle n'était pas hystérique.

La tumeur avait été remarquée pour la première fois alors qu'elle n'avait que 14 ans. — (Russel). *Medical Times*, 26 *Juin* 1869.

OBSERVATION 26

Le docteur Langdondown, médecin de l'asile d'Earlswood rapporte le fait d'un idiot, employé chez un mate-

(1) *Environ 1 k. 609 grammes.*

(2) *Environ 30 cent. de long, 13 cm. de large et 10 cent. d'épaisseur.*

lassier, qui mourut d'obstruction intestinale et de péritonite. A l'autopsie, on trouva dans le jéjunum une grande quantité de cheveux. — *Cité par la Revue photographique des Hôpitaux*, 1871.

OBSERVATION 27

X..., domestique, âgée de 23 ans ; actuellement pâle et très amaigrie, fut admise, le 16 novembre 1851, chez le Dr Crawford pour une constipation opiniâtre. Réglée à 12 ans, elle contracta à 13 ans l'habitude de s'arracher les cheveux, de les mordiller, de les mâcher et enfin de les avaler. Elle assouvit ces goûts dépravés pendant 4 ou 5 mois, et ce n'est qu'après de fortes réprimandes qu'elle cessa de se livrer à cet exercice.

Quelque temps après, la malade commença à ressentir des douleurs sous les fausses côtes du côté gauche, juste au dessus de la rate et du pylore. Elle fut traitée de différentes façons et dans différents hôpitaux et dispensaires pendant plusieurs années. Ni les médecins, ni elle-même n'ont jamais attribué à son habitude d'avaler les cheveux les symptômes douloureux qu'elle manifestait. L'avis général était qu'elle souffrait d'une tumeur au voisinage de la rate ; la douleur de la région, la constipation et un amaigrissement progressif étaient les seuls symptômes qu'elle accusait.

En dernier lieu, environ une quinzaine avant son admission dans le service, elle eut des vomissements : au milieu des matières rendues, on trouva une concrétion solide, du volume d'une noix. On n'y fit pas grande attention, lorsqu'elle rejeta à l'hôpital une seconde masse beaucoup plus volumineuse. La constipation était toujours opiniâtre, au point de déterminer des vomissements stercoraux. Le 26 Janvier, neuf semaines après son entrée à l'hôpital, on découvrit une tumeur pileuse volumineuse dans les fèces. Elle était du calibre du rectum dilaté, mésurait 5 pouces de long (1) et de couleur brune noirâtre. Depuis, amélioration de l'état général et guérison complète. —CRAWFORD. *The Lancet*, 1852, *t. I, p.* 194.

OBSERVATION 28

(Résumée).

F..., 18 ans. Morte de péritonite.

A l'autopsie, en ouvrant l'estomac, on trouva une tumeur formée par une grosse masse de cheveux et de ficelles, dont un mince prolongement avait franchi le pylore. A la coupe, on remarqua que la tumeur était formée de cheveux longs et noirs, mêlés à des particules alimentaires.

Longueur de la tumeur, 6 pouces (2).

Largeur, 2 pouces et demi (3).

Epaisseur, 3 pouces (4).

Une masse analogue occupait la portion duodéno-jéjunale.—POLAND. *(Pathological transactions*, 1851-1852, *p.* 327*)*.

OBSERVATION 29

Une jeune femme, âgée de 30 ans, entre au « South Devon and East Cornwall Hospital », le 15 mars 1895, avec une énorme tumeur abdominale, dont elle ne s'est aperçue, déclare-t-elle, qu'il n'y a qu'une quinzaine environ, tumeur pour laquelle le docteur Hingston l'envoya à l'hôpital. Comme enfant, la santé fut toujours bonne. Réglée à 13 ans, mais a eu depuis l'année dernière des aménorrhées complètes. Il y a cinq ans, elle commença à

(1) *Environ 13 centimètres.*
(2) *Environ 15 centimètres.*
(3) *Environ 7 centimètres.*
(4) *Environ 9 centimètres.*

avoir des vomissements, généralement une fois par jour et sans rapport avec la nourriture absorbée. Parfois elle était une semaine entière sans vomir. C'est pour ces troubles qu'elle consulta le Dr Hingson, il y a 2 ans. Elle avait eu à une certaine époque une très jolie tête avec une forte chevelure noire, qui tombait au-dessous de la taille. Il est à remarquer que pendant sa maladie elle devint trois fois complètement chauve.

Au moment de son entrée à l'hôpital, l'état général était bon.

L'abdomen était largement distendu par une tumeur qui à la palpation semblait solide, bien délimitée et facilement mobile latéralement. Elle s'étendait obliquement à travers l'abdomen, des derniers cartilages costaux gauches jusqu'au pubis : les doigts pouvaient passer sur le bord inférieur, entre la tumeur et la cavité pelvienne.

Elle se continuait en haut derrière les cartilages costaux gauches par un pédicule épais, d'environ dix à onze pouces de circonférence (15 centimètres).

Pas de sensibilité à la pression. La percussion faite sur la partie la plus élevée de la tumeur donnait une légère submatité, et à quelques endroits, on avait une sensation de craquements, comme si un morceau d'intestin était étalé sur une tumeur solide. Urines normales. Il y a ceci de curieux à noter, c'est que, depuis son entrée jusqu'à la veille de l'opération, elle fut au régime carné ordinaire qu'elle suivit sans inconvénient, à part une fois où elle eut une légère indisposition.

On hésitait entre une tumeur de l'épiploon ou une hypertrophie de la rate. L'aspect général de la malade faisait exclure cette dernière idée. De plus, une percussion soignée de la région splénique permettait de délimiter une rate normale.

Le 20 mars, Monsieur Swain ouvrit l'abdomen par une incision médiane de huit pouces de long (18 centimètres environ) dont l'ombilic était le centre. L'estomac, immédiatement aperçu, fut jugé de dimensions anormales. A la palpation, on déplaçait de l'air et du liquide et les doigts tombaient sur une tumeur solide. Pensant que cette tumeur siégeait derrière l'estomac, le grand épiploon fut relevé et toute la masse soulevée, lorsque l'on eut trouvé la face postérieure de l'estomac. Cette tumeur se trouvait donc dans l'estomac. On le rentra dans la cavité abdominale et on l'entoura d'éponges. On fit à travers la paroi stomacale une incision de deux pouces (6 centimètres) de long, et on vit que cette tumeur était une masse de cheveux. Cette incision fut prolongée de 6 pouces (15 centimètres), et on commença l'extraction. Une première petite portion fut enlevée au forceps ordinaire, mais on renonça à ce procédé. On fit une pression énergique avec la curette de Volkmann, pour atteindre le centre de la tumeur, dont on évacua ainsi l'intérieur. Par des manipulations douces, l'estomac soigneusement soutenu par les mains d'un aide, la masse entière fut extraite. La portion la plus volumineuse se trouvait près du pylore ; l'autre extrémité se prolongeait vers l'œsophage et se trouvait être, en somme, le pédicule décrit plus haut. Une odeur repoussante se dégagea pendant tout le temps de l'extraction. La muqueuse de l'extrémité pylorique était parsemées de granulations en plaques circulaires, de la dimension d'un shilling ; l'extrémité cardiaque était saine. Lavages de l'estomac à l'eau boriquée, fermeture par 36 points de suture. Les éponges furent enlevées, l'épiploon ramené sur l'incision pour la protéger, et l'abdomen refermé au catgut.

La tumeur pesait 5 livres 8 onces (1 k.958 gr.). L'opération dura une heure et demie ; la majeure partie du temps fut employée au morcellement de la tumeur. Suites normales de l'opération. La malade sort guérie le 6 avril.

On ne put avoir de renseignements par la malade ellemême. Elle avoua cependant avoir eu, il y a quelque temps, l'habitude d'avaler ses cheveux, mais en petite quantité. — SWAIN. *The Lancet*, 1895, p. 1581.

OBSERVATION 30

Le docteur HARLEY présente une tumeur formée par une masse de cheveux, de mucus et de sels. Pas d'autres détails. — HARLEY. *Transactions of the Pathological Society of London*, 1860, *p*. 87.

OBSERVATION 31

La dame X.., âgée d'environ 34 ans, était morte avec des symptômes très obscurs. A l'autopsie, on trouve l'estomac rempli de cheveux, tressés en une masse offrant la forme de cet organe.

La malade avait l'habitude de peigner ses cheveux avec ses doigts matin et soir et d'avaler ceux qui lui restaient à la main. —INMAN, *Medical Times*, 1869, *p*. 6.

OBSERVATION 32

En 1884, la nommée C. H. J., âgée de 18 ans, célibataire, me fut envoyée par mon ami Monsieur Symonds, d'Oxford, pour examiner une tumeur abdominale, dont elle souffrait depuis un certain temps. Elle avait déjà été examinée par plusieurs médecins, et des avis différents avaient été émis sur cette tumeur, la majorité penchant pour une tumeur maligne. Après avoir vainement essayé d'avoir des renseignements soit de la malade elle-même, soit de sa mère, je procédai à un examen attentif et arrivai à conclure qu'il y avait obstruction du côlon. Je prescrivis donc des doses fréquentes d'huile de ricin. La malade rendit alors une grande quantité de matières; la grosseur de la tumeur resta la même. La malade vint me revoir et m'apporta une petite concrétion de cheveux et de matières fécales qui avaient été évacuées au cours du traitement. Elle m'avoua, à un nouvel examen, que depuis quelques années elle avait pris l'habitude de manger les démêlures de cheveux et des bouts de fils pour se blanchir la langue.

Cette tumeur est-elle dans l'estomac, ou dans le côlon transverse? Elle avait souffert parfois d'indigestion, mais il n'y eut ni douleur ni maux de cœur; il existait de plus cette petite masse de fèces et de cheveux. J'en conclus que la tumeur devait se trouver dans le côlon, lui ordonnai de nouvelles doses d'huile de ricin et des lavements, et lui promis, en cas d'insuccès, de la faire entrer à l'hôpital Samaritain pour y être opérée.

Le traitement médical ne donnant aucun résultat, et la malade étant beaucoup plus fatiguée par les lavements et les purgations, ses amies la pressèrent de se faire opérer; elle fut admise par mes soins à l'hôpital le 2 mai 1884. Un nouvel examen ne révéla aucun changement de position de la tumeur. L'opération fut pratiquée le 6 mai par moi, en présence et avec l'aide de MM. Meredith, Symonds, Homons de Boston.

L'abdomen fut incisé sur une ligne commençant à deux pouces (5 centimètres) au-dessus de l'ombilic et descendant à gauche à 1 pouce (2 centimètres) au-dessous de lui. Mise à nu de l'estomac largement distendu par une masse solide, évidemment moulée sur la forme de cet organe. Quelques brides épiploïques adhéraient à la surface de l'estomac. La face antérieure de l'estomac fut saisie, et un repli de la grande courbure fut amené entre les lèvres de la plaie abdominale. Ce repli fut incisé sur une longueur de 5 pouces (13 centimètres) en essayant, dans la mesure du possible, d'éviter les vaisseaux. La masse de cheveux fut alors aperçue remplissant et distendant l'estomac. Elle fut enlevée en entier par des mouvements de rotation, et la cavité fut nettoyée. Sutures de la paroi stomacale, puis de la plaie abdominale.

Dans la matinée du lendemain de l'opération, la malade

fait de violents efforts pour vomir; douleurs vives du côté de l'ombilic : pouls et température élevés. On s'était aperçu, en comptant les éponges qui avaient servi pour l'opération, qu'il en manquait une. On ouvre de nouveau la plaie abdominale, et on retrouve l'éponge en question, enduite de mucus et déjà adhérente aux parois. J'en profite pour regarder la plaie stomacale qui est en bon état. La température tombe le lendemain.

Les suites de l'opération furent compliquées d'une parotidite double.

La malade quitte l'hôpital guérie, 20 jours après l'opération. — KNOWSLEY THORNTON. *Lancet*, 1886, *t. I. p.* 57.

OBSERVATION 33

M. E. N., âgée de 18 ans, vint recourir aux soins du Docteur Blakely Brown, le 7 août 1849. Elle avait toujours été délicate, principalement cette dernière année. Elle a l'aspect malingre et infantile. Les intestins fonctionnent d'une façon irrégulière et elle a plutôt de la diarrhée. Les règles ne sont venues qu'une seule fois, environ 10 mois avant la date précédemment mentionnée. Elle était d'un appétit capricieux et les repas étaient fréquemment suivis de vomissements. Depuis plusieurs mois, elle souffrait d'une tumeur ayant à peu près la dimension d'une grosse orange, située dans la région épigastrique, formant une légère saillie, non douloureuse à la pression. Elle donnait la sensation d'une tumeur solide et légèrement mobile. Elle avait progressivement augmenté de volume. La malade venait consulter pour de l'anémie généralisée et par la même occasion pour la tumeur qui la faisait légèrement souffrir.

A la suite du traitement, son état s'améliora pendant six semaines environ. Le 30 septembre, elle se plaignit d'une violente douleur dans la région de la tumeur, dou-

La seconde tumeur avait pris la forme de la portion inférieure du duodénum et du commencement du jéjunum qui était énormément dilaté. Elle était formée en partie par des petits cheveux et surtout par de la ficelle. Elle mesurait 14 pouces de longueur (30 cm. 5), 2 pouces et demi de hauteur (5 cm. 5) et 2 pouces de diamètre (5 cm.) à la partie la plus volumineuse.

D'après les renseignements recueillis, il résulte que la malade était connue pour avoir eu l'habitude de mettre ses cheveux dans la bouche, à l'âge de trois ou quatre ans, mais que, depuis cette époque, on n'avait pas remarqué que cette manie eût continué. — POLLOCK. *Transactions of the Pathological Society of London, october* 1851, *p.* 327.

HISTORIQUE

La découverte d'**égagropiles** (αἴγαγρος-chèvre-πῖλος, balle de laine) est fréquente dans l'art vétérinaire : il ne se passe pas de jours dans les abattoirs où on ne trouve, en ouvrant l'estomac d'animaux tués, des masses de poils plus ou moins volumineuses, recouvertes ou non d'une sorte d'enduit calcaire. Aussi les vétérinaires n'attachent-ils pas une grande importance à ces trouvailles ; encore faut-il pour fixer l'attention un cas comme celui cité par SCHELL (1), cas où l'on trouva dans l'estomac d'un veau mort-né une tumeur pileuse composée de poils de l'animal.

Chez l'homme, on ne s'était guère préoccupé de cette sorte de corps étrangers. Aussi sont-ils rares les cas de ce genre dans les archives médico-chirurgicales françaises ou étrangères, bien que cette question semble avoir beaucoup plus frappé nos voisins que nous.

Il a fallu l'observation, rapportée par BAUDAMANT (2) en 1779, pour exciter la curiosité des médecins. De 1779 jusqu'en 1813, on ne remarque aucun cas se rapportant à la question. A cette époque, MERMET D'HAU-

(1) In : SCHULTEN. *Finska Lakaresalskapets*, 1875, p. 447.

(2) BAUDAMANT. — *Ancien journal de médecine, chirurgie et pharmacie, juillet* 1779, *t. LII*, p. 507.

TEVILLE (1) publie une observation relative à une jeune fille, dans l'estomac de laquelle on trouva à l'autopsie une masse de cheveux. En 1851, nouvelle observation d'un fait analogue par le médecin anglais POLLOCK (2). Puis, comme si l'attention des praticiens avait été mise en éveil, nous voyons publier successivement une observation en 1855, trois en 1869, une en 1883, une autre en 1886, une autre en 1887, une en 1891, une en 1899, une en 1900, trois en 1901 et enfin deux en 1901. Sur cet ensemble d'observations, il n'en est que six rapportées par des médecins ou chirurgiens français ; les autres nous viennent d'Angleterre, d'Allemagne, d'Autriche, de Suède et d'Amérique.

On peut voir, par le rapprochement des dates des dernières observations que ces cas de tumeurs pileuses sont plus fréquents qu'on ne le pense, et que si l'on n'en trouve pas de traces plus fréquentes avant 1779 et pendant les années qui suivirent jusqu'en 1851, c'est que l'on ne soupçonnait pas leur existence. Il est permis de supposer que plus d'un malade mort de cachexie inexpliquée a emporté avec lui, faute d'autopsie, l'élément d'un diagnostic post-mortem.

(1) MERMET D'HAUTEVILLE. — *Journal général de médecine, chirurgie et pharmacie*, 1813, p. 147.

(2) POLLOCK. — *Transactions of the Pathological Society of London*, 1851, p. 327.

ÉTIOLOGIE

Il n'est pas rare de rencontrer des individus atteints de manies plus ou moins bizarres. Les uns ont la mauvaise habitude de ronger leurs ongles, d'autres n'importe quel objet qui leur tombe sous la main et que d'un geste machinal ils portent à leur bouche. Généralement, ces manies se rencontrent assez souvent chez les enfants, et nombreux sont les écoliers qui s'amusent par passe-temps à mâchonner leur porte-plume ou leur crayon. C'est certainement dans ces mauvaises habitudes qu'il faut chercher l'origine de la formation de ces tumeurs pileuses qui laisseront le malade indemne pendant des années, grâce à la grande tolérance de l'estomac, pour devenir, à un certain moment la cause de désordres des plus graves, entraînant le plus souvent la mort, si le chirurgien n'intervient pas au moment opportun.

Nous n'avons pas à chercher si ces malades relèvent de la pathologie mentale, ou si, comme le déclare Schœnborn (1), il ne faut voir chez ces individus, parce qu'ils ne sont point aliénés, qu'une sorte de mouvement réflexe qui les pousse à porter à la bouche n'importe quel objet qu'ils ont sous la main. Il est probable que l'enfant qui fait le sujet de l'observation du Docteur Zuber (2) obéissait à un geste machinal, et

(1) Schœnborn. — *Archiv für klinische Chirurgie, herausgegeben von v. Langenbeck, Berlin*, 1883, *vol.* 29, *p.* 609-614.

(2) Zuber. — *Annales de Médecine et de Chirurgie infantiles*, 1904, *p.* 663.

qu'il lui était aussi indifférent de sucer son pouce que d'avaler ses cheveux ou du papier. Mais quand, arrivés à un certain âge, ces individus continuent à éprouver le besoin impérieux d'avaler poils ou fils, comme la malade du Docteur TALAMON (1), il est permis de croire que l'on se trouve en présence de dégénérés, ou de personnes à mentalité tout au moins bizarre.

On peut remarquer, en parcourant les observations précédentes, la grande fréquence du sexe féminin dans ces cas pathologiques. Sur le nombre d'observations que nous avons rapportées, nous ne trouvons que cinq fois des malades du sexe masculin. Parmi ces cinq cas, deux ont trait à des gens nettement aliénés, puisqu'ils étaient internés dans des asiles, un autre est celui d'un enfant, les deux autres cas concernent des jeunes gens. Il est à signaler d'ailleurs que chez les deux premiers malades on ne trouva pas une tumeur pileuse au sens exact du mot, mais plutôt un amas de fibres de noix de coco mélangées à quelques cheveux. On peut donc admettre qu'il est plutôt dans l'instinct des femmes de porter à la bouche leurs tresses, dont la longueur leur permet de mâcher les extrémités.

Quant à l'âge de ces malades, nous voyons que nous parcourons toute l'échelle, depuis l'enfant de 5 ans du Docteur ZUBER (2) jusqu'à la femme de 60 ans dont parle le Docteur SCHULTZ (3). Il faut cependant noter que le maximum de fréquence varie entre 16 et 30 ans.

(1) TALAMON. — *Médecine moderne*, 13 mars 1901, p. 83.
(2) ZUBER. — V. s.
(3) SCHULTZ. — Berliner klinische Wochenschrift, n° 6, 1903.

A quel mobile obéissent ces malades en se livrant à ces manies étranges. On peut de prime-abord écarter la question professionnelle : nous ne voyons en effet qu'un seul cas qui à la rigueur pourrait être interprété en ce sens, c'est celui du Docteur Schulten (1). La malade déclara qu'elle s'amusait à tresser des poils de vache pour s'en faire des chaussons, et que, pour accomplir ce travail, elle était obligée de passer fréquemment son pouce sur sa langue. Il n'est pas étonnant qu'elle ait avalé de la sorte des poils ou fragments de poils qui à la longue constituèrent la tumeur dont elle souffrait. — D'autres, par naïveté, se conforment à de vieilles croyances populaires. C'est ainsi que nous trouvons une femme de 45 ans, (2) qui déclare que dans sa province il était d'usage de mordiller la pointe des cheveux pour les mieux faire pousser ; qu'elle même n'avait jamais voulu suivre cette coutume, mais qu'elle avait par contre mangé d'énormes quantités de salsifis rôtis dans du beurre pour se préserver des maladies futures, le salsifis étant considéré, chez ses compatriotes, comme un remède populaire. Une jeune fille de 18 ans (3) avoua que depuis quelques années elle avait pris l'habitude de manger des démêlures de cheveux et des bouts de fils pour se rendre la langue blanche ; une autre pratiquait la même coutume pour s'éclaircir la voix (4).

(1) Schulten. — V. s.

(2) Schreiber, Mitteilungen aus den Grenzgebieten der Medizin und Chirurgie, T. I, XXI, p. 729.

(3) Thornton. — *The Lancet*, 1886, I, p. 57.

(4) Schœnborn. — V. s.

A part le cas rapporté par O'Hara (1), où une jeune fille de 22 ans avala une grande partie de sa chevelure dans des accès de délire, survenus au cours d'une grippe, tous les autres malades obéirent plus ou moins à des passions morbides dont ils se rendaient parfaitement compte, mais que la grande majorité n'avouait qu'après un interrogatoire des plus serrés.

Sur les cas que nous avons rassemblés ici nous ne trouvons qu'un épileptique (2), un imbécile (3) et une jeune fille nettement hystérique (4); les autres ne présentaient pas de tares nerveuses bien nettes.

ANATOMIE PATHOLOGIQUE

Jusqu'à présent il n'a été fait aucune classification des égagropiles trouvés chez l'homme. Breschet (5) a bien donné une division de ces tumeurs en trois grands groupes, mais n'a traité la question qu'au point de vue vétérinaire. Pour lui il y a trois variétés d'égagropiles, 1° les simples, 2° les encroûtés, 3° les calculeux. Les premiers sont formés par les poils de l'animal ou par des plantes qui, agglutinées par du mucus

(1) O'Hara. — *Wiener klinische Wochenschrift*, 1895, n° 5.
(2) Cobbold. — *The Journal of Mental Science*, 1886, *t. XXXII*, *p.* 52.
(3) Cobbold. — *Ibidem*.
(4) Siraud. — *Bulletin de la Société de Chirurgie de Lyon*, *volume* 4, 1901, *p.* 273.
(5) Breschet. — *Revue photographique des Hôpitaux*, 1871.

digestif, sont en général de petite dimension. Les tumeurs de la seconde variété sont enveloppées d'une croûte protectrice, généralement vernissée et atteignant parfois 3 à 4 millimètres d'épaisseur. Ces égagropiles sont volumineux et ne se rencontrent que chez le bœuf. Quant au troisième groupe d'égagropiles calculeux, ils sont constitués par un noyau central dur, autour duquel viennent s'agglomérer et s'enchevêtrer avec ordre les poils de l'animal. Cette dernière variété ne se trouve que chez les solipèdes.

Il semble, en remarquant la composition des tumeurs pileuses qui ont été enlevées de l'estomac des malades, soit en les opérant, soit à l'autopsie, que nous pouvons les faire entrer dans ces trois grandes classes. Nous trouvons, en effet, comme centre des tumeurs découvertes par Baudamant (1) et Mermet d'Hauteville (2) un noyau de cerise et une pelure de châtaignes, qui ont en quelque sorte servi de noyau de cristallisation, autour duquel sont venus se coller en cercles concentriques, pendant une période plus ou moins longue, les cheveux avalés par les malades. Cette variété de tumeurs pourrait entrer dans le groupe désigné par Breschet sous le nom d'égagropiles calculeux.

D'autre part, la tumeur trouvée à l'autopsie par Bollinger (3) était recouverte d'un enduit gris foncé, presque solide. Il semble qu'elle pourrait correspondre aux égagropiles encroûtés de Breschet. Toutes les au-

(1) Baudamant. — *l. c.*
(2) Mermet d'Hauteville. — *l. c.*
(3) Bollinger. — *Münchener medicinische Wochenschrift*, 1891.

tres tumeurs rentrent dans le groupe des égagropiles simples, que l'on peut alors subdiviser en *trichobézoards*, s'ils ne sont exclusivement formées que par des cheveux (θρίξ, cheveu) ou *phytobézoards*, lorsqu'aux cheveux se mêlent des débris de fibres végétales, de fils, de ficelles, ou de n'importe quel autre élément.

La forme de ces tumeurs est, en général, toujours la même ; elles donnent d'une façon presque absolue le moule de l'organe qui les contenait, estomac ou duodénum. On pourrait les comparer pour cette *régularité* de forme aux calculs vésicaux qui continuellement roulés dans la vessie prennent rapidement une forme arrondie que l'on retrouve presque toujours. Les calculs du rein, au contraire, n'ayant que peu d'espace pour se mouvoir, et n'étant soumis à aucun mouvement de péristaltisme, comme les corps étrangers de l'estomac ou de la vessie, jouissent d'un polymorphisme des plus bizarres.

Les tumeurs que nous avons trouvées dans les observations que nous rapportons ont toutes la forme de l'estomac seul, ou de l'estomac et du duodénum, lorsque la tumeur franchit le pylore et envoie un prolongement dans l'intestin. Il y a même un cas où l'égagropile enlevé à l'autopsie « offrait un moule exact de l'estomac et de l'œsophage » et ressemblait à un petit cygne noir (1). Enfin la malade de Crawford, (2) une des rares guérisons en quelque sorte spontanées, rendit par le rectum une tumeur ayant la forme de cet organe.

(1) Best. — *The British Medical Journal* 1869-2 p. 603.
(2) Crawford. — *The Lancet* 1852. — *T. I. p.* 194.

Quant aux **dimensions** atteintes par ces égagropiles, elles sont des plus variables. Nous en trouvons de la grosseur du poing (1), d'une noix de coco (2), d'un œuf de poule (3), d'un œuf d'oie (4). Ces dimensions peuvent même être dépasssés ; une de ces tumeurs avait 13cm 5 de long, 10cm5 de large et 5 à 6cm d'épaisseur (5), une autre 24 pouces de longueur, soit 60cm (6). Dans l'observation relatée par SIRAUD (7), le grand axe de la tumeur mesurait 28 centimètres. Par contre l'enfant du docteur ZUBER n'évacua que de tout petits égragopiles. Il semble qu'il y ait une certaine corrélation entre l'âge du malade, le temps mis par la tumeur pour se former et sa grosseur.

Quant au **poids** de ces égagropiles, il varie naturellement avec le volume et selon qu'il a été pris, la tumeur étant fraîchement extraite de l'estomac ou desséchée. Le poids minimum qui ait été constaté est de 120 gr. (8), le plus élevé est de 900 gr. (9) et de 5 livres 3 onces (1 k. 958 gr.) (10).

La **couleur** de ces tumeurs ne varie guère. Elles sont généralement noirâtres à leur périphérie, gluantes et dégageant une odeur le plus souvent fétide. SCHŒNBORN,

(1) SCHULTEN. — V. S.
(2) O'HARA. — V. S.
(3) SCHULTZ. — V. S.
(4) STELZNER. — *Centralblatt für Chirurgie*, 1896, *p.* 121.
(5) SCHNŒBORN. — V. S.
(6) BRUCE. — *The Canada-Lancet.* — *Nov.* 1901.
(7) SIRAUD. — V. S.
(8) SCHULTEN. — V. S.
(9) BERG. — *Nordiskt Médicinskt. Arkiv vol.* 10. *Année* 1897. *Le même poids a été trouvé par* BOLLINGER.
(10) SWAIN. — *The Lancet*, 1895, p. 1581.

pour sa part, attribuait la couleur franchement noire de la tumeur qu'il avait retirée, aux nombreuses préparations ferrugineuses que la malade avait absorbées dans le but de combattre une chlorose opiniâtre. Cette teinte n'est jamais que superficielle, car, à la coupe on voit réapparaitre la couleur primitive des cheveux, au fur et à mesure que l'on approche du centre du trichobézoard.

SYMPTOMATOLOGIE

Nous essaierons de fixer dans ce chapitre les signes qui nous ont semblé se produire le plus fréquemment, et nous tâcherons de dresser un tableau qui, à condition que l'on se souvienne que cette variété de tumeurs peut se présenter, permettra de déceler leur présence dans le tube digestif.

Parmi tous les symptômes que nous avons pu trouver au cours de la lecture des observations ci-jointes, on peut noter qu'à part quelques-uns, inhérents à certains individus, nous en trouvons d'autres qui se répètent d'une façon presque constante. Nous remarquons par exemple que ces malades sont parfois en proie à des crises de diarrhée plus ou moins tenaces, que très souvent ils accusent des douleurs assez vives dans une région déterminée, mais que toujours ils ont, ou ont eu des vomissements. Ces vomissements n'ont aucun caractère particulier Ils ne ressemblent en rien à ceux de l'appendicite ou de l'étranglement herniaire affections dans lesquelles ces évacuations se produisent d'une façon rapide, en douze ou vingt-quatre heures. Il n'en est plus de même dans les cas qui nous occupent. Nous voyons ici, en effet, le malade traîner des mois, le plus souvent des années, vomissant sans cesse, sans qu'il y ait généralement un rapport entre la nourriture ingérée et les matières rendues et sans que l'état général dénote une affection aussi grave qu'une hernie étranglée, par exemple. On peut cependant dire que chez certaines malades, tels aliments d'une nature déterminée étaient presque immédiatement vomis. C'est ainsi que dans le cas rapporté par W. Gull (1), la femme ne pouvait supporter la nourriture chaude et la rendait presque aussitôt qu'elle l'avait absorbée. Il faut cependant remarquer que cette femme était enceinte et que ces vomissements ont été mis beaucoup plus sur le compte de sa grossesse que sur la présence de sa tumeur pileuse. Une autre malade ne pouvait pas avaler de mets sucrés sans les rejeter presque aussitôt (2). Mais ce sont là les deux seuls cas où les aliments ingérés avaient eu une influence quelconque sur les vomissements, sans raisons physiques appréciables ; chez certaines malades, ils viennent à date presque périodique. C'est ainsi que la jeune fille de Schœnborn (3) vomissait tous les trois ou quatre jours, sans qu'il y eut de rapport entre la nourriture absorbée et les vomissements. Il

(1) W. Gull. — *Transactions of the Clinical Society of London* 1871 p. 180.
(2) Schopf. — *Wiener klinische Wochenschrift*, 1899, n° 46.
(3). — Schœnborn — V. s.

est encore à remarquer que ces vomissements peuvent cesser pendant un certain laps de temps pour reparaître plus violents par la suite (1). Nous sommes donc amenés à conclure que, sur une trentaine d'observations, nous avons trouvé comme signe fonctionnel presque constant les vomissements, à deux exceptions près (2).

A ne considérer que les signes fonctionnels, il nous semble que par ordre de fréquence vient en second lieu la **douleur** éprouvée par les malades. Elle se traduit de différentes manières : ce sont tantôt de simples malaises (3), des oppressions d'origine cardiaque (4), tantôt de véritables crises douloureuses, survenant à la suite de la moindre fatigue, et allant en s'exaspérant, puis cessant par le repos, comme chez la malade de Berg. Une autre souffrait atrocement, dès qu'elle avalait de la nourriture chaude qu'elle ne pouvait d'ailleurs garder (5). Nous voyons également que la malade de Allen (6) ressentait après chaque repas des douleurs plus ou moins violentes. Souvent ces douleurs siègent dans toute une partie de l'organisme, tantôt elles se cantonnent dans une région, en un point nettement délimité. La malade de Crawford (7)

(1) Idem. — *Ibidem.*
(2) Schulten et Schreiber. — V. s.
(3) Berg. — V. s.
(4) Schreiber. — V. s.
(5) W. Gull. — V. s.
(6) Allen. — *Th, Journal of the American Association.* — 1896. *T. XXVI*, p. 199.
(7) Crawford. — V. s.

se plaignait surtout de la région splénique, celle de Berg (1) de la région ombilicale.

De même que pour les accès de vomissements, ce symptôme peut disparaître pendant quelques années, et reparaître ensuite plus violent. Les cas où ce signe fonctionnel faisait défaut sont plutôt rares dans les observations que nous avons relatées. L'individu dont parle COBBOLD n'a jamais accusé la moindre sensation douloureuse. Il faut dire, il est vrai, que c'était un idiot « chez lequel la souffrance était singulièrement « diminuée, si tant est qu'il pût souffrir » (2). La malade de Bruce (3) n'a jamais éprouvé la moindre douleur, bien qu'enceinte, et n'a jamais accusé le moindre signe fonctionnel.

La douleur n'est donc point un signe constant, mais elle se présente dans la grande majorité des cas à des degrés variables.

Il est naturel d'admettre qu'au bout d'un certain temps, quelle que soit la grande tolérance de l'estomac pour les corps étrangers, celui-ci regimbe et traduise par des manifestations extérieures la gêne qu'apporte à son bon fonctionnement une accumulation de cheveux plus ou moins volumineuse. Ces manifestations sont généralement tardives : Ce sont l'**anorexie**, des **troubles gastriques**, de **la pesanteur d'estomac**, de la **diarrhée** ou de la **constipation**. De peu de valeur au début, ces signes prennent de mois en mois une importance plus grande et finissent, si on n'intervient pas au

(1) BERG. — V. S.
(2) COBBOLD. — V. S.
(3) BRUCE. — V. S.

moment où ils deviennent inquiétants par leur persistance, par être suivis d'une cachexie profonde qui emporte le malade ou le livre à la moindre complication.

Nous n'avons trouvé signalée qu'une seule fois, au cours de nos observations, la présence d'**hématémèse**. C'est chez la malade de Russel (1). Cette personne était enceinte : le praticien fut appelé au moment où elle avait une hématémèse abondante que l'on arrêta. Le lendemain, la malade faisait une fausse couche et mourait. Y a-t-il corrélation entre l'existence de la tumeur trouvée à l'autopsie et cette hématémèse ? Du fait qu'elle n'est mentionnée qu'une seule fois sur une trentaine de cas, on peut penser que ce n'est pas là un signe fonctionnel obligatoire de la présence de tumeur pileuse dans le tube digestif. Il n'en est pas de même, comme nous l'avons vu, pour les périodes de vomissements, la douleur, la diarrhée, la constipation, et dans les cas désespérés, la cachexie. Ce sont là des signes que l'on trouve presque chaque fois ; seuls, ils ne suffisent pas à faire un diagnostic ; il faut pour cela compléter son examen par l'inspection des **signes physiques**.

De tous ces signes, le plus important est la présence d'une **tumeur**, le plus généralement située dans la *région épigastrique ou dans l'abdomen*. Le caractère principal de ces tumeurs est leur *grande mobilité*. Tous les praticiens qui ont eu l'occasion d'examiner de ces cas sont d'accord sur ce point. Cette mobilité est d'ailleurs variable : en effet, nous trouvons quatre tu-

(1) Russel, *Medical Times*, 26 Juin 1869

meurs de dimensions différentes qui peuvent, par pression ou dans le décubitus dorsal, disparaître sous les fausses côtes et cacher ainsi leur présence aux médecins les plus experts. C'est ainsi que la malade de SCHULTEN présentait « une tumeur arrondie et résis- « tante, située immédiatement au-dessous de l'ombilic « et mobile dans l'hypochondre droit. Dans le décubi- « tus dorsal, la tumeur disparaissait sous le rebord « costal droit (1) » SCHOENBORN constata chez sa cliente « une tumeur extraordinairement mobile située dans « la partie gauche de l'abdomen. Cette tumeur se « laissait facilement déplacer et passait sous le rebord « costal gauche (2) ». BEST, de son côté, déclare qu'à l'examen de la malade, dans le décubitus dorsal et les genoux relevés « on sentait une tumeur de forme glo- « buleuse dans la région épigastrique, très mobile, « beaucoup plus à gauche qu'à droite, et qui pouvait « être repoussée en haut et à gauche, assez loin pour « disparaître sous les cartilages costaux (3) ». Cette mobilité est telle que nous voyons de ces tumeurs suivre les mouvements respiratoires, comme le fait remarquer RUSSEL (4), et cela quel que soit son volume, puisque précisément cette tumeur était si grande qu'elle descendait jusqu'au pubis.

Quant aux tumeurs remarquées dans la région abdominale, on voit qu'elles n'ont pas de position bien définie : tantôt on les trouve dans le côté gauche de

(1) SCHULTEN. — V. s.
(2) SCHOENBORN. — V. s.
(3) BEST. — V. s.
(4) RUSSEL. — V. s.

l'abdomen, comme dans le cas observé par O'Hara (1), tantôt dans le côté droit. C'est ainsi que Schreiber constate « dans la partie droite de l'abdomen, à envi-« ron trois travers de doigt sous le rebord des côtes, « la présence d'une tumeur » (2). Un fait d'ailleurs bizarre et qui confirme ce que nous avancions tout à l'heure au sujet de l'extrême mobilité de ces tumeurs, c'est que Schreiber trouva à un nouvel examen, pratiqué quelques jours plus tard, la grosseur logée complètement dans l'hypochondre gauche. La malade éprouvait d'ailleurs de grands soulagements à la voir se déplacer et surtout descendre dans le bassin. Nous voyons donc qu'à l'inspection ces tumeurs se signalent surtout par leur grande mobilité, ce qui est déjà un moyen de diagnostic différentiel appréciable.

La *palpation* peut nous permettre dans quelques cas d'arriver à leur délimitation ou à la constatation de leur mobilité. Schreiber arrivait par le palper à déplacer très facilement, soit en haut, soit en arrière, la tumeur qu'il examinait et la faisait descendre au-dessous du plan de l'ombilic et mouvoir en tous sens vers le milieu de l'abdomen En général, on sent, en palpant la paroi abdominale, une tumeur le plus souvent dure, douloureuse à la pression (il est vrai que parfois, mais très rarement, elles ne réagissent pas à cette pression) et très mobile. Swain eut la chance de pouvoir délimiter sa tumeur d'une façon absolument exacte : on la sentait très bien des cartilages costaux gauches jusqu'au pubis ; les doigts pouvaient passer entre la ca-

(1) O'Hara. — V. s.
(2) Schreiber. — V. s.

vité pelvienne et la tumeur qui n'était pas douloureuse à la pression (1). Une seule fois, il ne fut pas donné au médecin examinant la malade, de déceler la présence de la tumeur par les signes physiques ordinaires. En effet, SCHULTZ ne trouva rien, soit à l'inspection, soit à la palpation, soit à la percussion, qui lui permit de faire le diagnostic de tumeur chez cette vieille femme de 60 ans (2).

Enfin, la **percussion** nous permet de savoir que ces tumeurs sont *mates* et qu'il *n'existe pas de zones de sonorité entre elles et les organes avec lesquels elles sont en rapport immédiat*. Nous n'avons relevé au cours des observations qu'un cas où il existait une sonorité relative entre la tumeur et les organes circonvoisins ; on avait également une sensation de craquement « comme si un morceau d'intestin était étalé sur une « tumeur solide (3) ».

Après avoir passé ainsi en revue aussi exactement que possible tous les signes tant physiques que fonctionnels relevés au cours des observations ci-jointes, nous sommes amenés à conclure qu'en présence d'une malade atteinte depuis un certain temps déjà de vomissements, de douleur, de diarrhée ou de constipation et si cette malade présente en outre dans l'abdomen une tumeur dure, mobile, mate, nous avons le droit, en nous aidant des commémoratifs, de penser à une tumeur pileuse qu'une intervention chirurgicale seule pourra faire disparaître.

(1) SWAIN. — V. S.
(2) SCHULTZ. — V. S.
(3) SWAIN. — *Id. Ibid.*

DIAGNOSTIC

Le fait principal qui ressort de la lecture des observations est que le diagnostic exact n'a jamais été posé. Comme le fait remarquer CATHELIN (1), ce n'est le plus souvent qu'une trouvaille opératoire ou une découverte d'autopsie. Nous voyons en effet que des diagnostics de toute sorte ont été faits, sauf une fois cependant. En effet, STELZNER (2), ayant présent à la mémoire le cas rapporté par SCHŒNBORN et comparant les symptômes décrits par cet auteur avec ceux que présentaient la malade, n'hésita pas à poser le diagnostic de tumeur pileuse de l'estomac, diagnostic que l'opération confirma. Les auteurs anciens comme BAUDAMANT et MERMET D'HAUTEVILLE se contentèrent d'affirmer la présence d'une tumeur, sans rien dire de plus sur sa nature et son origine.

Plus récemment cependant BRUCE, (de Toronto) et ALLEN, n'ayant pu fixer un diagnostic à la tumeur qu'ils sentaient à travers la paroi abdominale, n'hésitèrent pas à faire une laparotomie exploratrice.

Dans tous les autres cas, les hypothèses les plus diverses ont été émises. SCHULTZ pense à un rétrécissement cicatriciel de l'intestin, SWAIN à une tumeur de l'épiploon ou à une hypertrophie de la rate, THORNTON à une obstruction du côlon. BEST à une tumeur squir-

(1) CATHELIN. V.8.
(2) STELZNER. V.8

rheuse de l'estomac. Pour les autres observateurs, ils ont presque toujours fait le diagnostic de rein mobile ou de tumeur de la rate, affections qui peuvent avoir d'ailleurs quelques points communs. Il est bien difficile de différencier un rein flottant d'une tumeur pileuse : dans les deux cas, on trouvera une tumeur mobile, dure, plus ou moins douloureuse à la pression, des troubles gastriques à peu près analogues. Cependant, dans le cas de la tumeur pileuse, on n'observe pas les crises douloureuses intermittentes, si fréquentes dans le rein mobile et qui peuvent faire croire à une crise de colique hépatique: d'ailleurs, il convient de remarquer que le rein mobile est plus fréquent à droite, tandis que la tumeur pileuse siège généralement à gauche. Enfin, il ne faudra pas négliger de tenir compte des renseignements fournis par la malade elle-même, (si elle veut bien en donner) ou par son entourage.

Une tumeur de la rate ou une hypertrophie de cet organe ne présente pas la grande mobilité de la tumeur pileuse ; de plus, un carcinome est généralement secondaire, aussi bien qu'une hypertrophie splénique ; l'une et l'autre sont dûes soit à une propagation de tumeurs du rein, du foie, soit à une cirrhose du foie, à une obstruction de la veine porte... etc. Là encore les commémoratifs seront d'un grand secours.

On pourrait encore penser à un cancer de l'estomac, comme l'a fait Best : dans ce cas on trouve également des vomissements muqueux ou alimentaires, des hématémèses, d'ailleurs rares, comme nous l'avons vu dans les tumeurs pileuses, de la constipation ou de la dierrhée, du mélæna. La tumeur cependant n'est pas toujours perceptible, elle n'est pas très mobile : on constate à la percussion un tympanisme stomacal très accentué ; enfin on se rappellera que le cancer de l'estomac est surtout l'apanage du sexe masculin. Au surplus, l'adénopathie sus-claviculaire et une analyse chimique faite après le repas d'Ewald permettront assez facilement de différencier une tumeur pileuse d'un cancer de l'estomac.

La présence d'hématurie, la division endo-vésicale de l'urine avec l'appareil de CATHELIN feront tout de suite songer à un cancer du rein.

On pourra encore s'aider, pour préciser le diagnostic, de moyens employés pour arriver à trouver la place des tumeurs de l'estomac ou la position des corps étrangers de cet organe. EINHORN (1) a préconisé la **gastrodiaphanie**, pratiquée au moyen d'une sorte de sonde de Nélaton terminée par une ampoule électrique, le tout relié à une batterie. L'estomac apparait alors à travers les parois abdominales. S'il y a une tumeur ou un épaississement de la paroi antérieure de l'estomac, les rayons la traversent moins facilement ou même peuvent être arrêtés.

MICKULICZ (2) se servait également dans des cas analogues d'une méthode qu'il appelait la **gastroscopie**. Elle est basée sur le même principe, l'éclairage de la cavité stomacale permettant de voir par transparence les parois de l'organe.

Nous avons actuellement à notre disposition deux

(1) EINHORN. — *Berliner klinische Wochenschrift*. 1892.
(2) MICKULICZ. — *Wiener medizinische Wochenschrift*. 1883.

moyens pratiques et rapides d'arriver au même résultat, c'est la **radioscopie** et la **radiographie stomacales**. Ce dernier procédé a permis à Deaver (1) de fixer exactement la position dans l'estomac d'une épingle de nourrice avalée par une enfant de 14 mois.

Quoi qu'il en soit de tous ces moyens d'investigation, nous sommes loin d'affirmer que le diagnostic des égagropiles soit facile. Il est toujours très délicat, mais on peut cependant y arriver en s'appuyant sur tous les symptômes que nous avons passés en revue, sur les commémoratifs, et en faisant intervenir comme moyen de contrôle les rayons X.

PRONOSTIC

Autant le pronostic est favorable, si le chirurgien intervient au cours de la formation d'une tumeur pileuse, autant il est sombre, si l'on abandonne le malade à la thérapeutique médicale. Nous pouvons voir, par les 33 observations que nous avons rapportées ici, que chaque fois qu'il n'y a pas eu intervention chirurgicale, il y a eu mort, exception faite pour la malade de Crawford et l'enfant du Docteur Zuber, qui ont rendu soit par l'anus, soit par la bouche, les éléments de leur tumeur pileuse.

La statistique que nous avons établie, nous donne

(1) Deaver. — *Annal. of Surgery*, 1898. T. I., p. 64.

les chiffres suivants pour les 33 cas que nous avons examinés.

16 malades opérées. 16 guérisons.

17 malades non opérées. — 15 Décès. — 2 guérisons. En présence de ces chiffres, nous croyons qu'il n'y a pas à hésiter à formuler les pronostics suivants :

Opération = Guérison.

Traitement médical = Autopsie.

En effet, en laissant la malade avec sa tumeur dans le tube digestif, on l'expose à des complications les unes plus dangereuses que les autres. Nous pouvons voir par la malade de Best, que des accalmies trompeuses, comparables à celles de l'appendicite, peuvent se produire au cours de la maladie. En effet, tout semble d'abord s'arranger, la malade peut vaquer à ses occupations ordinaires, quand tout à coup elle est prise d'une douleur suraiguë subite et meurt quelques jours après. Une perforation s'était produite sur la paroi postérieure de l'estomac : une péritonite aiguë avait enlevé la malade en quelques heures. Les autopsies nous apprennent que les péritonites ont été généralement constatées chez les porteurs d'égagropiles.

L'occlusion intestinale est encore une complication grave qui peut se présenter souvent. Enfin, par la compression sur les organes voisins, on peut craindre des troubles de circulation se manifestant par de l'œdème, de l'anasarque, des troubles cardiaques, comme en présentaient les malades de Schreiber, de Schopf et de Bollinger.

Au contraire, nous ne trouvons pas de complications post opératoires : toutes les malades sortent guéries, après un séjour d'un mois environ dans un hôpital. Une seule malade opérée par Thornton n'eut pas de chance. Elle dut le surlendemain de la laparotomie être opérée de nouveau pour rechercher une éponge oubliée par un aide et que l'on retrouva dans la cavité abdominale. Ce sont heureusement là des complications qu'il est facile de ne pas faire naître. Au cours de sa convalescence, cette même malade fit une parotidite double. Malgré tout, elle sortit guérie au bout de cinq semaines.

Nous conclurons donc que le pronostic dépend entièrement de la conduite que l'on tiendra : guérison assurée, si l'on opère ; peu de chance de guérison, si l'on ne se borne qu'à un traitement médical.

TRAITEMENT

On conçoit, d'après ce qui précède, que le traitement médical ne se pose même pas, et les signes d'intolérance stomacale doivent conduire à faire examiner le malade par un chirurgien qui le plus souvent constatera au palper l'existence d'une tumeur abdominale dans l'hypochondre gauche.

Le traitement est donc essentiellement chirurgical. On fera d'abord une **laparotomie** qui, en l'absence de tout diagnostic certain, sera faite à titre de laparotomie exploratrice.

L'incision de choix sera non pas l'incision latérale oblique sous-costale, faite au niveau du triangle de

Labbé, mais bien la laparotomie médiane sus-ombilicale qui permet une exploration plus complète de la région, qui ne coupe pas de muscles et qui rend facile l'extraction de tumeurs assez volumineuses.

Une fois le ventre ouvert, on n'aura pas de peine à reconnaître que la tumeur est endostomacale et on sera ainsi conduit à explorer l'estomac.

Il faudra ensuite, après avoir attiré cet organe avec une pince à dents de souris, et, si l'on veut, après l'avoir fixé par la mise en position de 2 fils suspenseurs, faire une gastronomie qui suivant les cas sera transversale ou verticale. On tombera sur la tumeur indépendante de l'organe, et on l'enlèvera autant que possible en bloc, sans morcellement, en employant dans le cas de tumeurs volumineuses le procédé dont se servent les chirurgiens urinaires pour l'extraction des calculs vésicaux énormes, c'est-à-dire qu'on mettra d'abord le petit axe de la tumeur en rapport avec l'incision pour en favoriser le passage, et on appuiera ensuite des deux autres côtés, en faisant glisser la muqueuse sur la tumeur et en cherchant à l'énucléer, comme l'on fait sortir un noyau de cerise par pression.

On procédera ensuite à la suture de l'estomac d'après les règles connues, c'est-à-dire qu'on fera un premier plan muco-muqueux avec le fil de soie très fin et 2 plans musculo-musculeux et séro-séreux renforçateurs à la Lambert.

Si la grande séreuse a été soigneusement protégée à l'aide d'une collerette de compresses bien placées, on pourra fermer par première intention, et chaque chirurgien a son procédé spécial de sutures, avec un, deux, trois ou quatre plans. Dans le cas contraire, il vaudrait mieux laisser en place une mèche et un drain pour 48 heures.

CONCLUSIONS

1° Sans être fréquents, les égagropiles du tube digestif existent dans l'espèce humaine, puisque l'on en actuellement 33 cas.

2° Ces tumeurs se trouvent le plus souvent chez des femmes, jeunes pour la plupart.

3° Ces tumeurs sont dures, mates, excessivement mobiles, siègent le plus souvent à gauche. Elles déterminent des vomissements, des troubles gastriques et amènent inévitablement la mort par cachexie, si le chirurgien n'intervient pas au moment opportun.

4° Autant une thérapeutique chirurgicale offre un pronostic excellent, autant la thérapeutique médicale laisse peu d'espoir de sauver le malade.

5° Le seul traitement rationnel est la laparotomie exploratrice suivie d'une gastrotomie.

BIBLIOGRAPHIE

Allen. — The Journal of the American Association, 1896, T. XXVI, p. 199.

Baudamant. — Ancien journal de médecine, chirurgie et pharmacie, juillet 1779, T. LII, p. 507.

Berg. — Nordiskt Medicinskt Arkiv. T. XIX, Année 1897,

Best. — British medical Journal. London, 1869. T. II, p. 630-631.

Bollinger. — Münchener medicinische Wochenschrift, 1891.

Bruce. — The Canada-Lancet, Nov. 1901.

Bucknill. The Journal of mental science, 1886. T. XXXII, p. 54.

Caron. — Bulletin de la Société d'Anatomie, 1885.

Cathelin. — Bulletin de la Société d'Anatomie, 1898.

Cobbold. — The Journal of Mental science, 1886. T. XXXII, p.52.

Crawford. — The Lancet, 1852. T. I, p. 194.

Deaver. — Annal. of surgery, 1898. T. I, p. 61.

Einhorn. — Berliner klinische Wochenschrift, 1892.

Gull. — Transactions of the Clinical Society of London, 1871, p.180.

Harley. — Transactions of the Pathological society, 1859-1860. T. XI, p. 87.

Inmann. — Medical Times, 1869. T. II, p. 6.

Jacobson. — Medical News, 1900.

Laboulbène. — Dictionnaire Dechambre, 1re série, vol. 9, p. 223.

Laugdondown. — Cité dans la Revue de Photographie des Hôpitaux, 1871.

Mériel. — Gazette des Hôpitaux, 1903, n° 13.

May. — Association medical Journal, 1856, p. 1147.

Mermet d'Hauteville. — Journal général de médecine, chirurgie et pharmacie, 1813, p. 147.

Mickulicz. — Wiener medizinische Wochenschrift, 1883.

O'Hara. — Wiener klinische Wochenschrift, 1895, n° 52

Poland. — Pathological transactions, 1851-1852, p. 327.

Pollock. — Transactions of the Pathological Society of London, 1851, p. 327.
Russel. — Medical Times, 26 juin 1869.
Schœnborn. — Archiv für klinische Chirurgie, herausgegeben von v. Langenbeck, Berlin, 1883, vol. 29, p. 609-614.
Schopf. — Wiener klinische Woschenschrift, 1899, n° 40.
Schreiber. — Mitteilungen aus den Grenzgebieten der Medizin und Chirurgie. T. 1, p. 729.
Schulten. — Finska Lakaresalskapets, 1875, p. 447.
Schultz. — Berliner klinische Wochenschrift, n° 6, 1903.
Sibirzef. — Vretchebnaia Gazetta, 1903.
Siraud. — Bulletin de la Société de Chirurgie de Lyon, Vol. 4, 1901, p. 273.
Stelzner. — Centralblatt für Chirurgie, 1896, n° 31.
Swain. — The Lancet, 1895, p. 1581.
Talamon. — Médecine moderne, 13 mars 1901.
Thornton. — The Lancet, 1886, v. 1, n° 2.
Zuber. — Annales de médecine et de chirurgie infantiles, 1904, p. 605.

Angoulême. — Imprimerie L. COQUEMARD et Cie

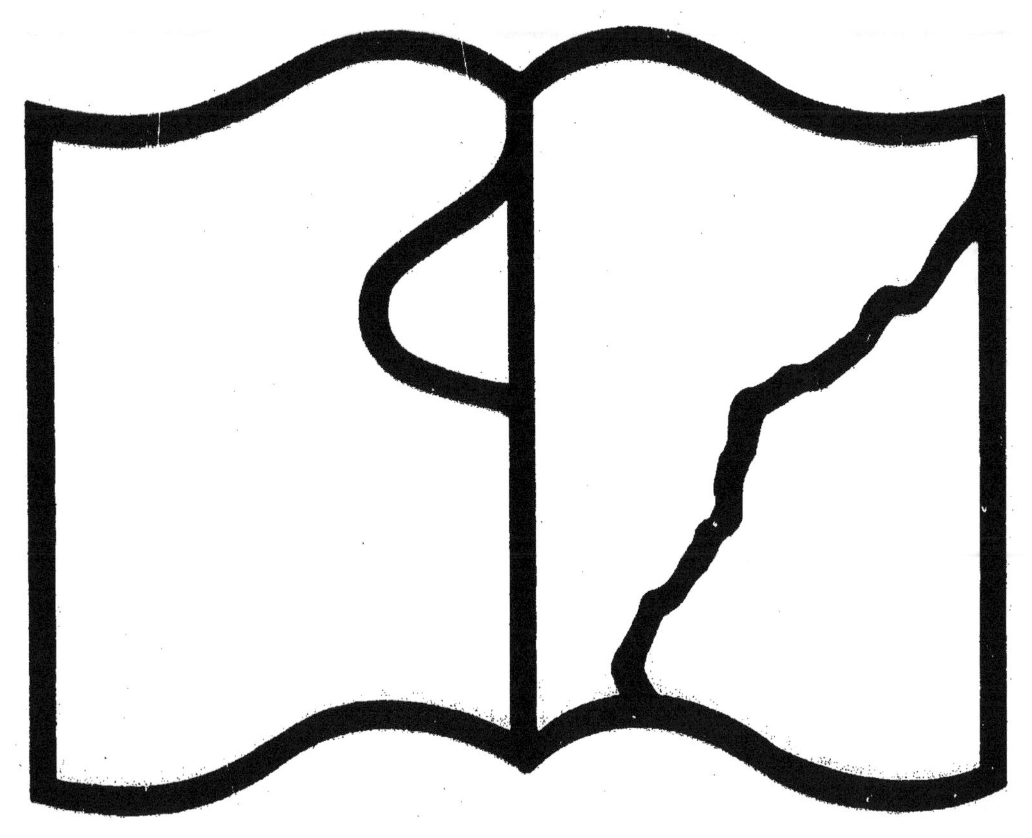

Texte détérioré — reliure défectueuse

NF Z 43-120-11

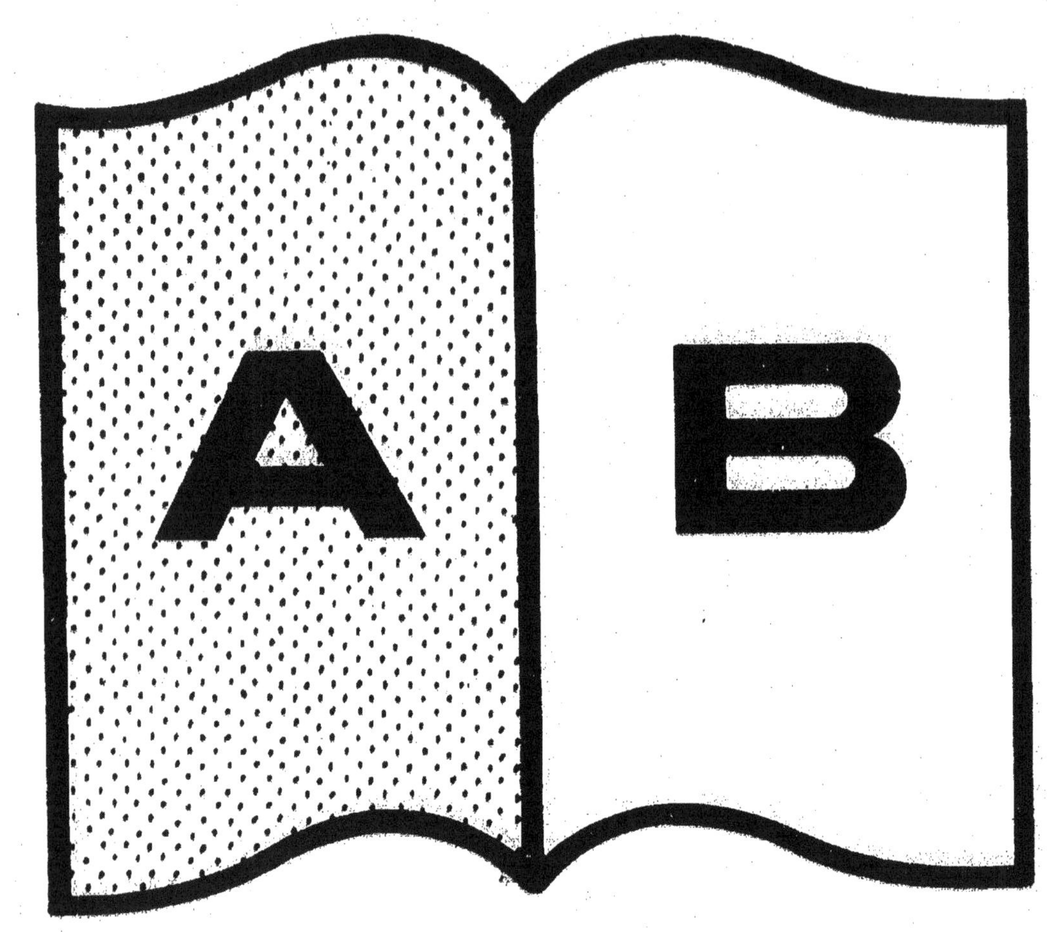

Contraste insuffisant

NF Z 43-120-14

www.ingramcontent.com/pod-product-compliance
Ingram Content Group UK Ltd.
Pitfield, Milton Keynes, MK11 3LW, UK
UKHW020201200726
13856UKWH00003B/1130